Blutdruck senken für Anfänger

Wie Sie ohne Medikamente Ihren Blutdruck auf natürliche Weise senken. Für ein langes, glückliches und gesundes Leben.

Nina Kaiser

Inhaltsverzeichnis

Einleitung 5

Kapitel 1 – Mit mediterraner Ernährung gegen Bluthochdruck 11

Kapitel 2 – Gewürze anstatt Salz – die Lösung gegen hohen Blutdruck 17

Kapitel 3 – Übergewicht effektiv reduzieren und dadurch Bluthochdruck senken 23

Kapitel 4 – Wie sich Bewegung auf unseren Blutdruck auswirkt 29

Kapitel 5 – Weniger Stress und mehr Entspannung – die Formel für ein Leben ohne Bluthochdruck 35

Kapitel 6 – Wie sich Rauchen auf unseren Bluthochdruck auswirkt 39

Kapitel 7 – Gezielt gegen hohen Blutdruck mit Medizin aus der Natur – Homöopathie 45

Kapitel 8 – Mit Akupunktur gezielt gegen hohen Blutdruck 51

Kapitel 9 – Wie Hormone unseren Blutdruck beeinflussen 57

Schlusswort 63

Einleitung

Immer mehr Menschen sind davon betroffen und somit entwickelte sich eine ganz spezielle Krankheit in den letzten Jahren als Volkskrankheit – die Rede ist von hohem Blutdruck.

Noch vor gut 20 Jahren, waren viel weniger Menschen von Bluthochdruck betroffen. Kinder und junge Menschen kannten diese Krankheit nur von den Erzählungen der Großeltern. Ältere Menschen, sowie gesundheitlich angeschlagene Personen sind vom Bluthochdruck nämlich am meisten betroffen. Doch wie entsteht Bluthochdruck? Welche Gefahren birgt hoher Blutdruck? Wer ist ganz besonders gefährdet und woran erkenne ich, ob ich an hohem Blutdruck leide? Wir haben die Antworten auf diese Fragen!

Hoher Blutdruck – was ist das eigentlich?

Unter dem Begriff „Hoher Blutdruck" (in der Fachsprache auch Hypertonie genannt), versteht man eine Herz-Kreislauferkrankung, welche unser Blut viel schneller als normal durch unsere Adern pumpen lässt. Alleine in Deutschland leidet jeder vierte an Bluthochdruck – das gefährlichste daran ist, dass die wenigsten davon wissen! Bei den über 50-jährigen, leidet sogar jeder 2te unter der Erkrankung des Herz-Kreislaufsystems. Da hoher Blutdruck oftmals erst sehr spät erkannt wird und auch heute noch von vielen Personen auf die leichte Schulter genommen wird, sterben jedes Jahr rund 400.000 Personen in Deutschland an einer Herz-Kreislauferkrankung. Diese Zahl könnte rapide gesenkt werden, wenn den Menschen klar werden würde, wie schädlich sich hoher Blutdruck auf unseren Körper über lange Zeit hinweg auswirkt. Den das heimtückische an hohem Blutdruck ist ja, dass dieser sich lange Zeit gar nicht erst bemerkbar macht. Oftmals wird hoher Blutdruck nämlich erst bei einer allgemeinen Gesundheitsvorsorge entdeckt und da man bis dato ja keinerlei Beschwerden diesbezüglich hatte, machen sich die wenigsten von uns Gedanken darüber, wie wir unseren Blutdruck senken könnten. Hoher Blutdruck ist bis heute zwar nicht heilbar, jedoch kann man diesen sehr gut mit Medikamenten einstellen und somit senken. Doch so wie jedes Medikament, haben auch die Medikamente zur Blutdrucksenkung Nebenwirkungen, welche sich auf andere Art und Weise bemerkbar machen können. Um den Blutdruck langfristig senken zu können, bedarf es jedoch keine täglichen Tabletten und Pillen – ganz im Gegenteil. Durch viele natürliche Sachen und Umstellungen in unserem Leben, können wir den Blutdruck gezielt senken, ohne sich mit Chemie aus der Pharmaindustrie vollpumpen zu müssen. Hier in diesem Buch erfahren Sie in zehn Kapiteln, wie Sie Ihren Blutdruck ganz natürlich und ohne Medikamente senken können.

Wie macht sich hoher Blutdruck bemerkbar?

Hoher Blutdruck wird oft erst sehr spät erkannt, da dieser zu Anfang keinerlei Beschwerden bzw. Symptome verursacht. Nicht selten kommt es auch vor, dass ein Arzt im Zuge einer allgemeinen Gesundheitsuntersuchung, dem hohen Blutdruck auf die Schliche kommt. Viele Menschen nehmen die Diagnose „hoher Blutdruck", auch heute noch auf die leichte Schulter, da dieser ja wie bereits erwähnt, im Anfangsstadium keinerlei Beschwerden bereitet. Doch es sind die Langzeitauswirkungen, welche unseren Körper krank machen. So werden durch den hohen Blutdruck die Adern sowie Gefäße unseres Körpers beschädigt. Auch unsere lebenswichtigen Organe wie das Herz und das Gehirn, tragen durch den hohen Blutdruck Schäden davon.

Welche Folgen hat hoher Blutdruck?

Lässt man hohen Blutdruck unbehandelt, richtet dieser großen Schaden in unserem Körper an. Angefangen von Herz-Kreislaufproblemen, bis hin zu Herzinfarkten und Schlaganfällen sowie Gehirnschlägen – dies sind nur ein paar der schweren Erkrankungen, welche durch hohen Blutdruck verursacht werden.

Wie entsteht hoher Blutdruck?

Wie bereits oben schon erwähnt, leiden in der heutigen Zeit viel mehr Menschen an hohem Blutdruck, als noch vor gut 20 Jahren. Vor allem immer mehr junge Menschen sind betroffen. So entwickelte sich die einst „Krankheit für ältere Personen", zu einer Volkskrankheit. Hoher Blutdruck ist nur in den seltensten Fälle organisch bedingt. Viel eher hängt unsere Lebensweise sowie unsere Lebensumstände damit zusammen. Auch eine erbliche Veranlagung in diesem Bereich wird sehr oft von Ärzten bemerkt. So ist das Risiko an Bluthochdruck zu erkranken höher, wenn bereits in der Familie Fälle von Bluthochdruck bekannt sind.

In den meisten Fällen ist Bluthochdruck jedoch weder organisch noch erblich bedingt – sondern viel mehr durch unsere Lebensweise. Als potentielle Risikofaktoren für hohen Blutdruck gilt Übergewicht, eine ungesunde Ernährung, wenig Bewegung und viel Stress im Alltag. Alleine einer dieser genannten Komponenten reicht bereits aus, um die Wahrscheinlichkeit von Bluthochdruck, zu erhöhen.

Leidet ein Mensch an Übergewicht, hat das Herz-Kreislaufsystem eine größere Masse an Körpervolumen mit Blut zu versorgen. Dies bedeutet sowohl für das Herz, als auch für viele andere Organe, eine enorme Belastung. Es kommt in so einem Fall automatisch zu einem beschleunigten Herzschlag, was in weiterer Folge sich als Bluthochdruck bemerkbar macht.

Auch eine ungesunde Ernährung sowie Lebensweise, lässt unseren Blutdruck in die Höhe schlagen. Sollten wir uns nämlich hauptsächlich von fettigen und süßen Lebensmitteln ernähren, macht sich dies nach längerer Zeit des Genusses, sehr wohl bei unseren Blutdruckwerten bemerkbar. Deshalb ist es auch besonders wichtig, sich um eine ausgewogene und gesunde Ernährung zu kümmern, damit man diesen Risikofaktor ausschließen kann.

Bewegung ist wichtig – dies wissen die meisten. Doch viele Menschen beachten dies nicht und verbringen ihre Freizeit lieber auf der Couch als wie an der frischen Luft oder im Fitnessstudio. Dies hat nicht nur die Folge, dass wir generell anfälliger für Krankheiten und Übergewicht sind – nein, auch auf unseren Blutdruck wirkt sich diese Vorliebe im Laufe der Zeit aus. Denn wenn wir unseren Körper wenig bewegen, „rosten" wir sozusagen ein. Die kleinsten Anstrengungen bringen uns durch die fehlende Kondition ins Schwitzen, was unseren Blutdruck in die Höhe schnellen lässt.

Stress steht bei vielen Personen (ungewollt) am Tagesplan. So beginnt es schon in der Früh, dass wir uns selbst Stress machen um es rechtzeitig in die Arbeit zu schaffen. Auch im Verlauf des weiteren Tages werden wir immer wieder mit Stresssituationen in Kontakt kommen. Sei es ein großer Andrang in der Arbeit, private Termine oder ähnliches – Stress verfolgt uns nahezu. Stress ist einer der Hauptgründe, warum wir Menschen an hohem Blutdruck leiden. Die tägliche Ausschüttung des Stresshormons treibt unseren Puls in die Höhe und führt auf lange Zeit gesehen, zu schwere Krankheiten des Herz-Kreislaufsystems – unter anderem auch zu hohem Blutdruck.

Sie sehen, hoher Blutdruck hat viele Ursachen und gegen fast alle Ursachen, können Sie selbst etwas unternehmen. Durch eine gesunde und vor allem auch ausgewogene Lebensweise, können Sie Ihr Risiko an hohen Blutdruck zu erkranken nicht nur minimieren, sondern auch effektiv gegen hohen Blutdruck etwas unternehmen – ganz ohne Medikamente.

Warum Medikamente gegen hohen Blutdruck nicht immer zu empfehlen sind

Wenn ein Arzt hohen Blutdruck diagnostiziert, wird dieser in den meisten Fällen sofort ein Medikament verschreiben, welches den zu hohen Blutdruck senken wird. Dieses Medikament funktioniert in den meisten Fällen und bewirkt, dass der Blutdruck gesenkt wird. Doch betrachtet man die Auswirkungen rund um den hohen Blutdruck, wird man schnell feststellen, dass solche Medikamente eher das Gegenteil für unseren Körper und unseren gesamten Organismus bedeuten. Bis dato gibt es noch kein Medikament, welches sich „nur" auf ein bestimmtes Problem in unserem Körper spezialisiert. Sollten Sie nämlich ein Medikament gegen Kopfschmerzen oder hohen Blutdruck einnehmen, wirkt dieses nicht nur gegen den Kopfschmerz bzw. gegen hohen Blutdruck – nein, es wirkt auch an anderen Stellen im Körper, wo es eigentlich nicht wirken sollte. So befindet sich in blutdrucksenkenden Medikamenten, ein sogenannter ACE-Hemmer welcher bewirkt, dass der Blutdruck nicht mehr in die Höhe schlagen kann. Studien haben jedoch ergeben, dass diese sogenannten ACE-Hemmer, das Risiko für Brustkrebs bei Frauen erhöhen, bzw. auch ein Zusammenhang damit besteht, dass es nach einer Brustkrebserkrankung durch die Einnahme von ACE-Hemmer eher zu einem Rückfall kommt.

Blutdruck senken ohne Medikamente – dieses Buch hilft Ihnen dieses Vorhaben in die Tat umzusetzen

Man braucht keine blutdrucksenkenden Medikamente, um den Blutdruck wieder auf ein normales Level zu bringen. Es gibt viele natürliche Methoden welche bewirken, dass der Blutdruck wieder in den Normalbereich gerät und Sie ein glückliches langes und gesundes Leben führen können. Dieser Ratgeber hilft Ihnen genau in diesen Punkten weiter. Sie haben hier nicht einen Ratgeber vor sich liegen, welcher Ihnen nur leere Versprechungen macht. Ganz im Gegenteil! Dieser Ratgeber soll Ihnen dabei helfen, mit sich und Ihrem Körper wieder in Einklang zu kommen und Ihren hohen Blutdruck auf Dauer zu senken. Medikamente unterdrücken hohen Blutdruck – mit diesen Tipps und Tricks in diesem Ratgeber, unterdrücken Sie Ihren hohen Blutdruck nicht nur – nein, Sie gehen den Ursachen auf den Grund

und bekämpfen diese ganz gezielt und ohne Chemiebomben aus der Pharmazie, welche Ihrem Körper schaden. Sie werden in nur kurzer Zeit, eine deutliche Besserung Ihrer Blutdruckwerte sehen, wenn Sie die Tipps aus unserem Ratgeber in Ihrem Alltag integrieren. Merken Sie sich: Sie haben nur ein Leben, deshalb sorgen Sie dafür, dass Sie dieses möglichst lange und vor allem auch gesund genießen können – wir helfen Ihnen dabei.

Kapitel 1 – Mit mediterraner Ernährung gegen Bluthochdruck

Die Heimtücken der Lebensmittelindustrie

Du bist was du isst – dies ist längst nicht nur ein Sprichwort, sondern trifft tatsächlich in vielen Lebenslagen exakt ins Schwarze. Schon als Kind bekommen wir von unseren Eltern und Großeltern zu hören, wie wichtig es ist, das tägliche Gemüse zu essen. Auch bekommen wir immer wieder Obst vorgesetzt, welches uns schmackhaft gemacht wird. Solange wir noch klein sind und nichts anderes kennen, finden wir es lecker als Nachtisch einen süßen Apfel zu essen oder als Beilage etwas Gemüse zu bekommen. Doch die Lebensmittelindustrie hat andere Pläne mit uns. Wir werden älter und sobald wir in den Genuss von etwas Süßem wie beispielsweise Bonbons kommen, wird unseren Geschmackszellen sehr schnell vermittelt, dass nicht das Obst das Süße ist, was wir zu Mittag haben wollen als Nachtisch – nein, viel mehr sollte es Schokolade sein, köstliche süße Gummibonbons und am besten noch ein Glas Saft dazu – Wasser ist ja sowas von geschmacklos.

Dies sind Gelüste, welche bereits sehr früh beginnen. Umso früher wir mit solchen Lebensmitteln konfrontiert werden, umso früher finden wir auch, dass Obst, Wasser, Gemüse etc. eigentlich gar nicht das ist, was wir wollen. Dabei sind gerade diese Sachen für unseren Körper gesund und wertvoll. Doch warum haben wir nur ungesunde fettige und vor allem auch zuckerhaltige Lebensmittel lieber, als wie die gesunden Alternativen, welche unserem Körper doch viel besser bekommen? Dies ist ziemlich einfach zu beantworten und im Nachhinein auch logisch wenn man darüber nachdenkt. Der Grund hierfür sind die Lebensmittelindustrien, welche unsere Nahrung mit vielen Geschmacksverstärkern aufputschen und uns diese somit „schmackhaft" machen. Wir bekommen durch die Lebensmittelindustrien, – welche natürlich das Ziel verfolgen, möglichst viel Umsatz zu machen und nicht an unsere Gesundheit denken – eine völlig neue Einstellung zum Thema Essen und was uns selbst als „lecker" vorgesetzt wird. So sind vor allem Fertigprodukte mit einer Vielzahl von Geschmacksverstärken, sowie Zucker und Fett versetzt, welche unsere Geschmacksnerven neu „schulen". Umso früher und vor allem auch umso öfter wir in den Genuss von diesen besagten Fertigprodukten mit Geschmacksverstärkern kommen, desto früher beginnen wir auch damit, unsere natürlichen Geschmacksnerven zu verkapseln und uns an die Fertigerzeugnisse zu gewöhnen. Wenn Sie die Wahl zwischen einer Packung Chips hätten und einer gekochten Kartoffel – für was würden Sie sich entscheiden? Die meisten werden hier natürlich zu den Chips greifen, da diese eben einfach besser schmecken. Doch besserer Geschmack bedeutet bei der Thematik Lebensmittel nicht gleichzeitig auch gesünder. Diese Gleichung geht leider nicht auf.

Sie fragen sich nun, wie sich die Ernährung auf Ihren Blutdruck auswirkt? Und welche Lebensmittel Sie eher meiden sollten, wenn Sie Ihren Bluthochdruck auf natürliche Weise senken wollen? Dies erfahren Sie jetzt.

Die Ernährung im Zusammenhang mit Bluthochdruck

Noch heute streiten sich Ernährungsexperten darum, was eine gesunde und ausgewogene Ernährung eigentlich bedeutet. Ist Fett schlichtweg ungesund oder brauchen wir dies sogar um unseren Körper in Schuss zu halten? Ist Zucker wirklich so schlecht wie viele meinen oder kann man ohne schlechtes Gewissen am Kuchenbüffet zugreifen? Dies sind Fragen, über welche sich noch viele Experten in diesem Bereich nicht einig sind. Fakt ist jedoch – und hier würde jeder Experte zustimmen – auf die Menge kommt es an. Das Sprichwort in Maßen statt in Massen, trifft in diesem Bereich wohl am besten zu. Zuviel Fett und Zucker ist wohl der Übeltäter schlechthin, wenn man von hohem Blutdruck spricht. Fett lässt unsere Cholesterinwerte in die Höhe schnellen, was nichts anderes bedeutet, als wie das unser Herz mehr arbeiten muss und schneller zu schlagen beginnt. Auch Zucker ist alles andere als gut für uns, wenn wir diesen in Übermaßen konsumieren. Nicht nur, dass uns eine zuckerreiche Ernährung abhängig macht (Zucker kann süchtig machen – ja), nein, wir werden durch Zucker nicht satt, da unser Körper keine Nährstoffe daraus ziehen kann, wir bekommen von häufigem Zuckerkonsum auch noch Übergewicht, welches in weiterer Folge in Zusammenhang mit Bluthochdruck steht.

Woran denken Sie eigentlich das es liegt, dass die Krankheit Bluthochdruck in den letzten Jahrzehnten eine Volkskrankheit wurde? Wenn man genauer nachdenkt, liegt die Antwort eigentlich auf der Hand. Fast Food-Ketten wie beispielsweise McDonalds und Co., sind gerade in den letzten Jahren immer beliebter geworden. Das Essen ist billig, man muss darauf nicht lange warten, spart sich die lästige Zubereitung zuhause und kann das Essen schnell und einfach einnehmen. Ganz nebenbei bemerkt sei noch, dass unsere Geschmacksnerven auf den Höhepunkt kommen. Hört sich doch wirklich perfekt an oder? Tja, der Schein trügt. Ein Burger hat mit durchschnittlich 500 kcal nicht gerade wenig. Doch dies ist nicht das eigentliche Problem. Viel eher geht es darum, dass in Burger & Co. nahezu keine verwertbaren Nährstoffe für uns sind. Dies hat zur Folge, dass wir schnell wieder Hunger bekommen und unser Körper nahezu nichts vom Fastfood verwerten kann. Den leckeren Geschmack bekommt Fastfood natürlich von Geschmacksverstärkern und reichlich Fett – eben wie andere Fertigerzeugnisse auch.

Fastfood ist nicht gut für unseren Körper und dies macht sich nicht nur auf unseren Hüften bemerkbar, sondern auch an unseren Blutdruckwerten. Fastfood treibt unseren Blutdruck in die Höhe. Deshalb sollten Sie, wenn Sie an Bluthochdruck leiden, versuchen so wenig wie möglich Fastfood zu essen.

Keine Fette bei hohen Blutdruck? – Von wegen!

Wussten Sie eigentlich, dass gerade wir in Europa am häufigsten an Bluthochdruck leiden? Jetzt möge man meinen das liegt daran, dass wir am meisten Fett konsumieren. Doch wie erklären Sie sich dann, dass gerade in südtropischen Ländern die Menschen so gut wie nie an Bluthochdruck leiden, aber im Durchschnitt mehr Fett zu sich nehmen als wir? Dies hat einen ganz einfachen Grund – diese Personen nehmen die richtigen Fette zu sich! Sicherlich haben Sie schon einmal von gesättigten und ungesättigten Fettsäuren gehört. Gesättigte Fettsäuren sind hierbei die guten Fette, welche unserem Körper gut tun – welche unter anderem in Olivenöl enthalten sind. Gerade in den südtropischen Ländern konsumieren die Menschen fast ausschließlich Olivenöl, da es dieses dort in Hülle und Fülle gibt. Dieses Öl ist aber nicht nur durch seine gesunde Wirkung gegen Bluthochdruck bekannt. Olivenöl ist auch ein wahres Wundermittel für Haut und Haar. Sie sehen, Sie müssen nicht auf Fette verzichten – verwenden Sie beim Kochen einfach die richtigen Fette und schon bald werden Sie merken, wie Ihr Blutdruck durch diese kleine Umstellung in Ihrer Küche niedriger wird.

Mediterrane Ernährung – die Lösung bei Bluthochdruck?

Essen ist für viele Menschen nicht nur ein Instinkt, sondern auch wahrlich ein Genuss. Die vielen Möglichkeiten und Rezepte machen es uns aber auch einfach, für jeden die richtige Leibspeise zu finden. Nur weil Sie unter Bluthochdruck leiden, heißt es aber noch lange nicht, dass Sie auf leckeres Essen verzichten müssen. Tun Sie Ihrem Herzen und vor allem auch Ihren Geschmacksnerven einen gefallen, und werfen Sie doch einmal einen Blick in die mediterrane Küche. Mediterrane Ernährung (auch Mittelmeerküche genannt), ist besonders gut für Ihr Herz, sowie Ihr Herzkreislaufsystem. Somit haben Sie durch die Mittelmeerküche die Möglichkeit, Ihren Blutdruck nachhaltig und mit leckeren Gerichten zu senken. Damit Sie sich eine Vorstellung von der mediterranen Küche machen können, liefern wir Ihnen hiermit gleich ein Rezept, welches nicht nur für Ihr Herz gesund ist, sondern Ihnen auch richtig schmecken wird – versprochen.

Rezept: Mediterrane Reispfanne

Zutaten für 2 Personen:

250 ml	Gemüsebrühe
1 Stk	grüne Paprika
125 g	Langkornreis
1 Prise	Pfeffer
1 Prise	Salz
2 EL	Olivenöl
1 Pkg	TK Kräuter der Provonce
400 g	Tomaten
1 Stk	Zucchini
2 Stk	Zwiebeln

Zubereitung:

1.) Die Paprika putzen, waschen und in Würfel schneiden. Die Zucchini ebenfalls waschen, putzen und in halbe Scheiben schneiden.

2.) Das gesamte Gemüse im erhitzen Öl anbraten, den Reis einstreuen und mit der Brühe aufgießen. Danach noch die Tomatenscheiben hinzufügen und für ca. 10 Minuten ziehen lassen.

3.) Zum Schluss, noch die Reispfanne mit den Gewürzen abschmecken und servieren.

Kapitel 2 – Gewürze anstatt Salz – die Lösung gegen hohen Blutdruck

Wodurch unsere Lebensmittel schmackhaft werden

Wenn Sie das letzte Kapitel schon gelesen haben, schwirrt Ihnen vermutlich schon eine Antwort bzw. ein Gedanke zu diesem Thema im Kopf herum. Sicherlich merken Sie einen großen Unterschied, wenn Sie einen Salat „roh" essen (ohne Dressing etc.), und wenn Sie diesen mit Dressing essen. Warum der Geschmack hierbei komplett unterschiedlich ist, lässt sich auch sehr leicht erklären. Gerade Geschmacksverstärker kommen in Lebensmitteln aus der Industrie sehr häufig in unserem Essen vor. Diese Geschmacksverstärker sollen bewirken, dass wir ein Lebensmittel „intensiver" wahrnehmen und die „Lust auf mehr", geweckt wird. Dies steigert den Umsatz der jeweiligen Industrie – was logischerweise auch das Ziel von diesen Unternehmen ist. Doch was sind Geschmackverstärker eigentlich und bekommt man ähnliche Ergebnisse im Bereich Lebensmittel nicht auch ohne Geschmacksverstärker hin? Wir sind der Sache auf den Grund gegangen.

Geschmacksverstärker – was ist das eigentlich?

Wenn man einen genaueren Blick in Lebensmittelindustrien wirft, kommt oft das Gefühl auf, als würde man sich in einem Chemielabor wieder finden wo experimentiert wird – und nicht das dort unsere kostbaren leckeren Lebensmittel hergestellt werden. Geschmacksverstärker sind weder ein Gewürz oder etwas ähnliches. Viel mehr sind Geschmacksverstärker chemische Zusatzstoffe aus dem Labor, welche das Ziel verfolgen, den Geschmack von einem Produkt zu intensivieren. Geschmacksverstärker sind aber nicht gleich Geschmacksverstärker. Diese teilen sich nämlich in zwei Gruppen – die wirklichen Geschmacksverstärker und die gemischten Geschmacksverstärker. Unter gemischten Geschmacksverstärkern, versteht man die Zusammensetzung von verschiedenen Stoffen, welche alle das Ziel verfolgen, den Geschmack so intensiv wie möglich zu machen. Die richtigen Geschmacksverstärker hingegen, sind die sogenannten E-Nummern. Sicherlich haben Sie schon einmal etwas über die besagten E-Nummern gehört – wenn nicht ist dies kein Problem, wir erklären es Ihnen gerne.

E-Nummern sind für jeden Ernährungswissenschaftler das „Dorn im Auge", wenn es um ein Produkt geht, in welchem E-Nummern angeführt sind. Als E-Nummern werden hierbei Zusatzstoffe bezeichnet, welche dafür Sorge tragen, dass unsere Lebensmittel eine bunte Farbe haben (wie es beispielsweise bei Süßwaren oftmals der Fall ist), nach einer bestimmen Geschmacksrichtung schmecken, oder aber auch um ein Produkt länger haltbar zu machen. Wie man sich schon denken kann, sind dies alles keine natürlichen Zusatzstoffe, welche eingesetzt werden, damit ein Produkt so aussieht, wie dieses aussehen soll. E-Nummern sind fern ab von der Natur und werden oft damit in Verbindung gebracht, Krebs zu fördern, sowie auch andere schwere Krankheiten (unter anderem auch Allergien) zu begünstigen.

Glutamat im Zusammenhang mit Bluthochdruck

Glutamat ist ein Geschmacksverstärker, welcher sich sehr häufig in unseren Fertigprodukten wiederfinden lässt. Dieser Geschmacksverstärker wird auch heute noch eingesetzt, obwohl mittlerweile bekannt ist, wie sehr dieser unserer Gesundheit schadet.

Glutamat ist aber nicht nur für unseren Körper schlecht – nein, auch für unsere Denkweise. Denn Glutamat mach uns süchtig. Ja, Sie haben richtig gehört. Glutamat hat die Funktion, dass es auf unser Stammhirn einwirkt und uns davon abhängig macht. Es produziert in unserem Gehirn Hungerphasen, obwohl unser Körper eigentlich gar nichts braucht. Natürlich verspüren wir Appetit auf Lebensmittel, welche mit

Glutamat in Verbindung stehen. Dies passiert jedoch ganz unbewusst und können wir auch nicht direkt beeinflussen. Was wir jedoch beeinflussen können ist, dass wir ganz speziell darauf achten was wir kaufen, bzw. essen. Wenn wir unsere Ernährung so umstellen, dass wir kein bis sehr wenig Glutamat zu uns nehmen, können wir es schaffen, dass unser Hirn wieder den natürlichen Essgewohnheiten folgt und nicht von irgendwelchen chemischen Zusatzstoffen geleitet wird.

Dies bringt enorme Vorteile für uns und natürlich auch unsere Gesundheit. Wie bereits oben schon einmal angeschnitten, ist es bereits wissenschaftlich erwiesen, dass Glutamat unserem Körper nachhaltig Schaden zufügt. Diese Schäden müssen sich jedoch nicht gleich bemerkbar machen. So kann man auch in diesem Bereich ganz eindeutig sagen, dass Glutamat für Langzeitschäden verantwortlich ist. Mittels Tierversuche wurden die schlimmsten Befürchtungen von den Wissenschaftlern hinsichtlich der Wirkung von Glutamat bestätigt. Die Säugetiere, welche auf die Wirkung von Glutamat getestet wurden, haben allesamt schwere Gehirnschäden von sich getragen – wollen wir dies unserem Körper wirklich antun? Doch nicht nur im Gehirn hat Glutamat seine Spuren hinterlassen. Auch im Herz-Kreislaufsystem, wurden folgeschwere Erkrankungen festgestellt. So steht Glutamat auch im direkten Zusammenhang damit, für die Entstehung von Bluthochdruck, Schlaganfällen, Herzinfarkten sowie Gehirnschlägen, verantwortlich zu sein. Dies macht sich wie bereits erwähnt aber nicht sofort bemerkbar, sondern erst nach Jahrzehnten des Konsums. Deshalb ist es auch nie zu spät darauf zu achten, den Konsum von Glutamat weitestgehend zu meiden bzw. zu verhindern.

Gerade dann, wenn Sie schon mit Bluthochdruck zu kämpfen haben und diesen auf natürliche Weise senken wollen, sollten Sie auf Glutamat verzichten – Ihre Körper wird es Ihnen mit Gesundheit danken.

Nina Kaiser

Guter Geschmack ohne Glutamat und andere Geschmacksverstärker? Wir erklären Ihnen wie!

Wenn Sie darauf achten wollen, sich so gesund wie möglich zu ernähren und auch auf Nummer sicher gehen wollen, dass in Ihren Lebensmitteln auch nur wirklich das drinnen ist, was Sie sich unter einer gesunden und abwechslungsreichen Ernährung vorstellen, kommen Sie, wie Sie vielleicht schon vermuten, um das Kochen nicht herum. Denn auch wenn Sie auf den Kauf von Fertigerzeugnissen im Lebensmittelgeschäft verzichten, aber dann regelmäßig auswärts essen gehen, wissen Sie nicht was in diesen Gerichten wirklich drinnen steckt. Gerade für Sie mit Bluthochdruck ist es jedoch enorm wichtig zu selektieren, und den Inhalt Ihrer Ernährung zu kennen. Kochen ist nicht so aufwendig wie es sich auf den ersten Blick vielleicht aussieht. Sie können mit nur wenigen Zutaten und mit wenig Zeit ein Gericht zaubern, welches Ihre Geschmacksknospen in die Höhe schnallen lässt.

Keine Sorge übrigens – Sie bekommen den guten Geschmack von Fertigprodukten auch ganz einfach selbst hin. Mit den richtigen Gewürzen ist dies ein Kinderspiel und Sie werden ziemlich schnell merken, dass das frisch Gewürzte, sogar besser schmeckt, als wie die ganzen Zusatzstoffe in den Fertigprodukten – versprochen.

Bluthochdruck – worauf sollte ich bei Gewürzen achte und was sollte ich meiden?

Mit den richtigen Gewürzen können Sie es schaffen, Ihren Blutdruck nachhaltig zu senken – dies ist sogar einfacher als Sie denken! Generell ist es zu empfehlen, auf Salz weitestgehend zu verzichten, bzw. den Konsum in Maßen zu halten. Salz ist bei Bluthochdruck nämlich alles andere als förderlich und treibt diesen sogar weiter in die Höhe. Damit Sie Ihren Blutdruck jedoch nachhaltig senken können, sollten Sie somit auf Salz so gut es geht verzichten. Dies ist jetzt jedoch kein Grund zur Sorge – ganz im Gegenteil! Es gibt viele leckere Gewürze, welche Sie sogar verzehren sollen! Da diese es schaffen, Ihren Blutdruck nachweislich zu senken. Die nachfolgenden 4 Gewürze sind dabei besonders hilfreich, wenn Sie Ihrem Bluthochdruck den Kampf ansagen wollen.

1.) Knoblauch

Knoblauch ist lecker und gesund – ganz besonders im Kampf gegen Bluthochdruck. Im Zuge einer Studie im Jahre 1993 wurde herausgefunden, dass jene Patienten, welche ein hochdosiertes Knoblauchpräparat zu sich nahmen, einen deutlich niedrigeren Blutdruck hatten, als jene Patienten, welche lediglich ein Plazebo einnahmen. Greifen Sie deshalb gerne öfters zu Gerichten mit Knoblauch – diese werden Ihren Blutdruck senken.

2.) Zwiebeln

Auch Zwiebeln sind ein echtes Wundermittel, wenn es um den Kampf gegen Bluthochdruck geht. Das in Zwiebeln vorkommende Quercetin (Antioxidans-Flavonol) kann den Blutdruck langfristig senken und daher ist es auch unbedingt zu empfehlen, öfter mal auf Zwiebeln bei der Ernährung zurückzugreifen.

3.) Kardamon

Kardamon ist der wahre Held, wenn Sie gegen Ihren Bluthochdruck etwas unternehmen wollen. Eine Studie im Jahre 2009 hat ergeben, dass Bluthochdruckpatienten, welche täglich 3g Kardamon zu sich nahmen, einen deutlich niedrigeren Blutdruck hatten – dies ganz ohne Nebenwirkungen und dergleichen.

4.) Zimt

Das leckere Gewürz Zimt steht in Verbindung damit, Ihren Blutdruck langfristig senken zu können. Im Rahmen einer Studie wurde dabei herausgefunden, dass 2g Zimt täglich ausreichend ist, um den Blutdruck zu senken. Doch nicht nur das – Diabetes Patienten haben es sogar geschafft, dadurch einen gleichmäßigen gesunden Insulinspiegel aufrecht zu erhalten.

Sie sehen, Sie brauchen keine Medikamente mit zahlreichen Nebenwirkungen, wenn Sie es auch mit natürlichen Mitteln schaffen können, Ihren Bluthochdruck in den Griff zu bekommen. Lassen Sie die Finger von Fertigprodukten, welche mit Geschmacksverstärkern versetzt sind und beginnen Sie selbst zu kochen. Wenden Sie Gewürze an, welche Ihren Blutdruck nachweislich senken und versuchen Sie Ihren Salzkonsum in Grenzen zu halten. Wenn Sie diese Tipps anwenden, steht einem normalen Blutdruck nicht mehr viel im Wege.

Kapitel 3 – Übergewicht effektiv reduzieren und dadurch Bluthochdruck senken

Übergewicht – wie kommt es eigentlich dazu?

Jeder zweite in Deutschland und Österreich, leidet unter Übergewicht. Wir sind so „dick" wie noch nie – dies bestätigt eine Studie aus dem Jahre 2014. Warum wir Menschen genau die letzten Jahre so viel zugenommen haben, liegt quasi auf der Hand. Wir ernähren uns immer ungesünder und integrieren zu wenig Bewegung in unseren Alltag. Das Sofa ist unser bester Freund – im schlimmsten Fall, im Zusammenhang mit einer Chips-Tüte. Diese zwei Komponenten vereint garantieren quasi, dass wir an Übergewicht erkranken. Wenn wir zu viele Kalorien über den Tag verteilt zu uns nehmen, und uns noch dazu nicht genügend bewegen, muss man nicht allzu schlau sein um zu erkennen, dass diese Kombination nicht gerade schlank macht. Unser Körper richtet sich hier nämlich noch nach der Steinzeit. Vor ein paar hundert Jahren war es nämlich so, dass die Menschen sich vor dem Winter eine Fettschicht aufbauten, damit diese im Winter nicht frieren und auch Hungerzeiten überleben können. Versorgen wir unseren Körper nun übermäßig mit kalorienreicher Nahrung, denkt unser Körper automatisch „ich muss vorsorgen", und speichert die überflüssigen Kalorien, welche er nicht im Laufe des Tages verwerten kann, als sogenannte Fettreserven an unserem Körper ab. Dies sind die „unschönen" Fettpölsterchen, welche dann zum Vorschein kommen.

Heutzutage leben wir in einer Konsumgesellschaft. Wir müssen uns keinerlei Gedanken darüber machen, dass wir im Winter nichts zu essen hätten – bzw. frieren müssten. Doch unser Körper weiß dies natürlich nicht, weshalb auch wir verantwortlich dafür sind, unseren Körper in die richtigen Bahnen zu leiten. Unser Übergewicht kommt nicht von irgendwoher – ganz im Gegenteil. Wir ernähren uns immer ungesünder (siehe auch in Kapitel 1 &2) und dies muss sich ändern. Übergewicht sieht nicht nur unschön aus – es macht auch nachweislich krank. Neben Erkrankungen der Gelenke und des allgemeinen unwohl seins, steht Übergewicht natürlich auch in Verbindung mit Herz-Kreislauferkrankungen wie beispielsweise Bluthochdruck. Doch nur dabei, bleibt es leider nicht. Übergewicht lässt unseren Körper einrosten und altern. Unser Herz muss die eingespeicherten Fettzellen nämlich mit Blut und Sauerstoff versorgen! Fazit daraus: Unser Herz-Kreislaufsystem ist durch das Übergewicht einem ständigen Stress ausgesetzt. Umso höher das Übergewicht ist, umso höher ist natürlich auch die Belastung unseres Herzen. Genau deswegen kommt es auch zu Erkrankungen wie Bluthochdruck, Schlaganfällen und Herzinfarkten. Unsere Venen und Adern werden durch das ganze Fett quasi verstopft. Es fließt nicht genug Blut an gewisse Stellen und dies macht sich in Folge einer schweren Erkrankung bemerkbar.

Ab wann zählt man als übergewichtig?

Wer kennt diese Art von Personen nicht. Menschen, welche sehr dünn sind und ständig etwas an sich auszusetzen haben. „Mein Po ist zu dick, meine Beine könnten schlanker sein und auch mit meinem Bauch bin ich nicht zufrieden", diese Aussagen sind nur ein paar davon, welche man von diesen Personen zu hören bekommt. Doch wann spricht man eigentlich wirklich von Übergewicht? Wir können Ihnen bei dieser Frage weiterhelfen

Sicherlich haben Sie schon einmal etwas von dem sogenannten „BMI" gehört oder? Der BMI (Body-Maß-Index) gibt Auskunft darüber, ob wir Übergewichtig sind oder nicht. Im Internet gibt es zahlreiche Websiten, auf welchen man kostenlos seinen BMI berechnen kann. Doch man braucht nicht unbedingt eine Website, um den BMI zu berechnen. Dies kann man mit einer einfachen Formel auch ganz einfach selbst machen. Hierbei nehmen Sie Ihr Körpergewicht, geteilt durch das Quadrat der Körpergröße in Metern.

Die BMI-Tabelle gibt Ihnen danach Aufschluss darüber, ob Sie an Übergewicht leiden, oder noch im Normalbereich sind. Es gibt 6 Kategorien, welche man wie folgt aufschlüsselt:

Kategorie 1 – Untergewicht.   BMI weniger als 18,5

Kategorie 2 – Normalgewicht.   BMI zwischen 18,5 – 24,9

Kategorie 3 – Übergewicht.   BMI zwischen 25 – 29,9

Kategorie 4 – Starkes Übergewicht.   BMI zwischen 30 – 34,9

Kategorie 5 – Adipositas Grad II   BMI zwischen 35 – 39,9

Kategorie 6 – Adipositas Grad III   BMI 40 oder mehr

Sollten Sie in Kategorie 2 sein, ist alles normal und Sie müssen sich keinerlei Gedanken darüber machen, ob Sie eventuell an Übergewicht leiden. Auch ist es noch nicht tragisch, wenn Sie unter Kategorie 3 eingestuft sind. Denn dies bedeutet zwar, dass Sie laut Tabelle übergewichtig sind, jedoch sagt dies noch nicht viel über Ihren Allgemeinzustand aus. Tragisch und besorgniserregend ist es dann, wenn Sie in Kategorie 4 oder noch höher eingestuft sind. Dies bedeutet, dass Sie dringend etwas gegen Ihr Übergewicht unternehmen müssen.

Doch nicht immer ist der BMI aussagekräftig darüber, ob Sie unter Übergewicht leiden oder nicht. Sie wissen sicherlich, dass Muskeln mehr wiegen als wie Fett. Wenn Sie nun beispielsweise häufig und viel Trainieren, und somit mit einer guten Muskelschicht ausgestattet sind, ist der BMI in dieser Hinsicht nicht mehr aussagekräftig. Die Gewissheit darüber, ob Sie an Übergewicht leiden oder nicht, können Sie in so einem Fall nur dann herausfinden, wenn Sie zum Arzt gehen und eine Körperfettmessung durchführen lassen. Ihrem Arzt ist es nämlich möglich, dass dieser den Fettanteil berechnen kann und somit auswerten kann, ob Sie wirklich übergewichtig sind oder nicht.

Nina Kaiser

Bluthochdruck im Zusammenhang mit Übergewicht

Einer der ersten und wichtigsten Schritte ist erstmal, dass Sie selbst erkennen, dass Sie etwas ändern müssen. Oft reden sich betroffene Personen ihr Schicksal selbst schön – so auf die Art „die paar Fettpölsterchen stören doch nicht", oder aber auch „von einer schönen Frau/Mann, kann nie genug da sein". Dieses schön Reden ist leider ein schwerer Fehler, denn dies führt dazu, dass wir unser Übergewicht akzeptieren und den Anschein erwecken, nichts daran ändern zu wollen. Und auch wenn Sie selbst keine psychischen Probleme mit Ihrem Übergewicht haben, ist dies dennoch ein großes Problem für Ihren Körper. Denn nur weil Sie Ihr Übergewicht akzeptieren und damit leben können, heißt es noch lange nicht, dass dieses Übergewicht Ihren Körper auf Dauer nicht krank macht.

Fakt ist es daher, dass Sie etwas dagegen tun müssen, um nicht krank zu werden. Gerade Sie als Bluthochdruckpatient, müssen ganz besonders darauf achten, dass Sie Ihr Gewicht schonend reduzieren und somit die lebenswichtigen Organe in Ihrem Körper schonen können. Bluthochdruck steht sehr häufig im Zusammenhang mit Übergewicht. Wenn Sie keine Medikamente einnehmen wollen und endlich wieder einen Blutdruck haben wollen, welcher sich im Normalbereich befindet, dann sollten Sie etwas gegen Ihr Übergewicht unternehmen.

Wie sage ich dem Übergewicht den Kampf an?

Wenn Sie endlich Ihre überschüssigen Kilos loswerden wollen, müssen Sie natürlich dagegen etwas unternehmen. Von selbst verabschieden sich diese Kilos nämlich nicht. Keine Sorge – Sie müssen nicht von heute auf morgen auf alles verzichten was Ihnen schmeckt – ganz im Gegenteil! Es reicht fürs erste schon aus, wenn Sie an Ihrer Lebensweise kleine Veränderungen machen. Lassen Sie doch einfach die ungesunden süßen Softdrinks weg, und trinken Sie stattdessen leckeres Wasser oder ungesüßten Tee. Verhindern Sie Heißhungerattacken, indem Sie gezielt über den Tag kleinere Portionen zu sich nehmen und so Ihrem Gehirn signalisieren, dass Heißhungerattacken unnötig sind, da Sie immer darauf achten, Ihre Bedürfnisse regelmäßig zu befriedigen. Als Nachtisch darf es gerne weiterhin eine Schokolade oder dergleichen sein. Doch achten Sie darauf, dass Sie diese Köstlichkeiten nur in Maßen zu sich nehmen. Wenn Sie dies einhalten, werden Sie schon bald deutliche Veränderungen in Ihrem Leben feststellen und auch Ihr Blutdruck, wird nach und nach niedriger werden – versprochen.

Wie verhindere ich den sogenannten „Jo-Jo Effekt"?

Viele kennen ihn – und genauso viele fürchten ihn auch. Die Rede ist vom sogenannten Jo-Jo Effekt. Der Jo-Jo Effekt bedeutete nichts anderes, als wie das man - nachdem man erfolgreich abgenommen hat -, in kürzester Zeit wieder die ganzen verlorenen Kilos zunimmt. Im schlimmsten Fall kann es sogar passieren, dass man nach der Diät mehr Kilos auf den Hüften hat als zuvor. Doch wie kann sowas passieren und wie verhindere ich dies?

Wie bereits oben schon einmal angeschnitten, hat unser Körper noch immer Instinkte aus der Steinzeit. Wenn Sie eine radikale Diät machen (beispielsweise auf alles verzichten was Ihnen schmeckt) und immer an Hunger leiden, beginnt Ihr Körper auf „Sparflamme" zu schalten. Dies bedeutet, das Ihr Körper alles was er an Nahrung zu sich nimmt, beginnt zu horten. Sie verbrennen viel weniger Kalorien als normalerweise und haben Ihren Stoffwechsel sozusagen herabgesetzt. Wenn Sie Ihre Wunschfigur danach erreicht haben, werden Sie logischerweise wieder damit beginnen, möglichst normal zu essen. Dies ist für Ihren Körper eine wahre Freude. Denn dieser befindet sich noch immer im Sparmodus, wird aber mit reichlich Kalorien versorgt. Fazit: Er hat genug übrig, um diese an gewissen Stellen wie Bauch, Hüfte etc. für schwere Zeiten in Form von Fett einzulagern. Die Kilos steigen in die Höhe und schnell haben Sie Ihr altes Gewicht wieder erreicht. Dies ist der sogenannte Jo-Jo Effekt.

Diesen Jo-Jo Effekt können Sie verhindern, indem Sie langsam und gezielt abnehmen. Sie dürfen auf keinen Fall hungern und eine radikal

Diät beginnen. Dies zahlt sich, wie Sie anhand der Definition gesehen haben, überhaupt nicht aus. Spätestens nach Ende der Diät, werden die verlorenen Kilos wieder bei Ihnen Einzug finden.

Achten Sie deshalb darauf, dass Sie dies verhindern und geben Sie Ihrem Körper die Zeit die er braucht, wenn es um das Thema Abnehmen geht. Ihr Blutdruck wird durch die Abnahme nicht von heute auf morgen sinken, jedoch schaffen Sie für diesen die optimale Basis und können es somit langfristig erreichen, einen gesunden und normalen Blutdruck zu haben.

Kapitel 4 – Wie sich Bewegung auf unseren Blutdruck auswirkt

Warum Bewegung so gesund ist

Wenn Sie fit und aktiv bleiben wollen, oder Sie einfach nur ein paar Kilo verlieren wollen, ist Bewegung das richtige für Sie. Denn Bewegung tut uns gut und hilft unserem Körper dabei, einen geregelten Stoffwechsel zu bekommen. Wussten Sie, dass wenn Sie Ihre Freizeit lieber zuhause auf der Couch verbringen und wenig bis gar keine Bewegung haben, beginnen einzurosten? Ja, dies kann wirklich passieren. Denn unser Körper ist dafür geschaffen, dass wir uns bewegen und unsere Muskeln müssen beansprucht werden, damit diese nicht damit beginnen sich abzubauen. Natürlich verlieren Sie nicht Ihre Mobilität und Ihre Muskeln wenn Sie sich dazu entschließen, einmal in der Woche den ganzen Tag zuhause vor dem TV zu sitzen. Doch zur täglichen Gewohnheit sollte dies auf keinen Fall werden. Es reicht hierbei schon aus, wenn Sie einmal am Tag sich für 1-2 Stunden in die Natur begeben und einen erholsamen Spaziergang machen. Sie müssen keinen Hochleistungssport betreiben, nur um fit und gesund zu bleiben – dies ist keinesfalls notwendig!

Auch brauchen Sie nicht in ein Fitnessstudio zu gehen, nur um am Tag die notwendige Bewegung zu erhalten. Machen Sie einfach kleinere Änderungen in Ihrem Alltag und steigen Sie eine Station früher aus als sonst, oder nehmen Sie lieber öfter die Treppe als wie den Aufzug. Diese kleinen Dinge bewirken bereits eine Menge - wenn man diese nur regelmäßig macht.

Warum unsere Gesellschaft immer bequemer wird

Ein weiterer Grund, warum es vor vielen Jahren noch nicht so viele Fälle von Bluthochdruck gibt ist der, dass wir Menschen vor gut 100

Jahren uns noch viel mehr bewegt haben. Dies haben die Menschen aber nicht gemacht, um fit und gesund zu bleiben – nein, dies war einfach eine Notwendigkeit, da es damals noch kein so großes Angebot von Verkehrsmitteln gab. Heute fahren wir Menschen beinahe jeden Weg mit dem Auto, oder aber mit einem öffentlichen Verkehrsmittel. Nicht mal kurze Strecken von wenigen hundert Metern werden heute noch zu Fuß gegangen. Viel bequemer ist es doch, in das Auto direkt vor der Haustüre zu steigen. Damals gab es sowas noch nicht. Die Menschen mussten kilometerweite Strecken hinter sich bringen, wenn diese wohin wollen. Bereits die kleinsten Kinder mussten damals täglich einen Schulweg von einigen Kilometer hinter sich bringen. Diese Bewegung machte sich auch bemerkbar. Die Leute waren leistungsfähiger, gesünder und hatten nur in den seltensten Fällen, mit Beschwerden wie beispielsweise Bluthochdruck zu kämpfen.

Würden wir uns also ein Beispiel daran nehmen, wie die Menschen vor hunderten von Jahr gelebt haben, und wir unsere Lebensweise nur ein Stückweit an die ihre Anpassen würden, hätten wir weitaus weniger mit Erkrankungen wie Bluthochdruck und Übergewicht zu kämpfen. Wir müssen nicht von heute auf morgen alles zu Fuß gehen – natürlich nicht. Aber es wäre zu empfehlen, dass wir das Auto wenigstens für kleine Strecken stehen lassen und diese zu Fuß oder mit dem Fahrrad zurücklegen.

Die täglich Bewegung messen – dies geht heute ganz einfach

Finden Sie es nicht auch interessant zu wissen, wieviel Sie sich am Tag eigentlich bewegen und wie viele Schritte Sie dabei so zurücklegen? Heutzutage ist die Messung Ihrer Schritte und Ihrer zurückgelegten Kilometer ganz einfach! Sie brauchen dafür kein teures Gerät mehr, welches Sie sich an Ihr Handgelenk binden oder ähnliches. Jedes Smartphone hat heutzutage schon die Funktion integriert, dass dieses Ihre Schritte zählen kann. Sie können sich dazu ganz einfach im App-Store eine App herunterladen, welche dafür ausgelegt ist, Ihre Schritte zu zählen. So macht Bewegung gleich mehr Spaß - vor allem weil Sie dadurch auch einen gewissen Ansporn haben, sich am Tag mehr zu bewegen.

Wussten Sie eigentlich, dass viele Forscher der Meinung sind, 10.000 Schritte am Tag würde unser Leben verlängern? Dabei sind 10.000 Schritte am Tag gar nicht so schwer zu erreichen. Auch Ihrem Körper und vor allem auch Ihrem Blutdruck, würde dies sehr gut tun. Spazieren gehen ist eine schonende und vor allem auch gesunde Möglichkeit der Bewegung. Sie schonen dabei Ihre Gelenke und erreichen damit auch, dass Ihre Muskeln gleichmäßig gefordert und vor allem nicht überfordert werden. Auch Schwimmen ist eine gute Form der Bewegung, wenn Sie Ihre Gelenke schonen möchten und alle Körperregionen trainieren möchten. Ihr Blutdruck wird dadurch auf natürliche Weise gesenkt und Sie müssen sich auch keinerlei Gedanken mehr darüber machen, ob Sie sich und Ihrem Körper durch anstrengende Sportprogramme vielleicht zu viel zumuten.

Bewegungskiller Bürojob – trotzdem fit bleiben

Menschen welche einen Bürojob ausüben, haben vor allem eine fixe Belastung auf Ihrem Tagesplan – nämlich das stundenlange Sitzen vor dem PC. Sitzen ist nicht nur schlecht für uns, weil wir dadurch wenig Kalorienverbrauch haben, sitzen schädigt auch nachhaltig unsere Halswirbelsäule, was unter anderem Schmerzen im Bereich des Rückens und des Nackens bewirkt. Auch Kopfschmerzen werden durch unsere Halswirbelsäule verursacht. Gerade wenn Sie einen Job ausüben, bei welchem Sie fast den ganzen Tag sitzen, ist Bewegung das A und O. Auch dies lässt sich einfacher gestalten, als Sie zunächst vielleicht denken. Gerade im Sommer bieten sich viele Möglichkeiten, wie Sie ausreichend Bewegung in Ihren Büroalltag integrieren können. Wie wäre es beispielsweise, wenn Sie mit Ihrem Fahrrad in die Arbeit fahren würden und nicht die Straßenbahn nehmen? Dies verschafft Ihnen nicht nur mehr Bewegung, sondern auch noch einen angenehmeren Arbeitsweg, da Sie sich in so einem Fall, keine Sorgen um das zu spät kommen machen müssen – Sie selbst entscheiden immerhin, wann

Sie los fahren. Wenn Ihre Arbeit zu weit weg von Ihrem zuhause ist, können Sie doch auch ganz einfach, Ihre Mittagspause nach draußen verlegen und einen netten Spaziergang machen. Die Möglichkeiten sind beinahe grenzenlos und denken Sie immer daran, Sie machen dies nicht für jemand anderen, sondern rein für sich selbst und Ihr Wohlbefinden. So sagen Sie dem Bluthochdruck den Kampf auf ganz natürliche und schonende Weise an.

Mehr Motivation beim Thema Bewegung

Fast jeder Mensch kennt es – den Kampf mit dem inneren Schweinehund, wenn es um das Thema Sport und Bewegung geht. Wie verlockend ist hierbei oftmals der Gedanke, den Tag einfach auf der Couch zu verbringen - ganz ohne Stress und Hektik. Wie schön und gemütlich kann es doch sein, nach einem langen Arbeitstag einfach auf die Couch zu fallen und den restlichen Tag mit einem guten Film ausklingen lassen. Tja, wenn Sie aber fit und gesund bleiben möchten, ist dies nicht die beste Voraussetzung dafür. Doch wie bekommen Sie nun die nötige Motivation und was kann Ihnen helfen, damit die lästige Bewegung nicht immer ein Zwang ist? Diese Frage lässt sich ganz einfach beantworten. Warum bewegen Sie sich denn nicht einfach gemeinsam mit der Hilfe eines treuen Vierbeiners? Einen Vorteil haben Hundebesitzer auf jeden Fall. Egal wie kalt es ist und wie schlecht das Wetter auch sein mag – sie bekommen auf jeden Fall die nötige Bewegung am Tag, durch die Hilfe eines Hundes. Den Hunde lieben es, lange Spaziergänge zu treiben und mögen es generell, an der frischen Luft Ihre Zeit zu verbringen. Gerade deshalb ist ein Hund auch der perfekte Begleiter, welcher es Ihnen leichter macht, Ihre tägliche Bewegung zu bekommen.

Sie finden die Vorstellung einen Hund zu adoptieren zwar toll, doch haben weder ausreichend Zeit, noch genügend Platz, um einen Hund bei sich zuhause aufzunehmen? Dies ist keinerlei Problem, denn Sie müssen sich nicht einen eigenen Hund zulegen, nur um mehr Bewegung im Alltag zu haben. Wie wäre es denn, wenn Sie einfach mal bei sich in der Nachbarschaft nachfragen, ob nicht jemand einen Hundeausführer sucht. So tun Sie nicht nur eine gute Tat, nein, denn Sie selbst profitieren auch davon, indem Sie mehr Bewegung haben. So haben alle etwas davon – der Hund, Sie selbst und Ihre Gesundheit, sowie Ihr Blutdruck.

Wie wird hoher Blutdruck durch Bewegung gesenkt?

Übergewicht ist eines der schlechtesten Voraussetzungen, wenn man an Bluthochdruck leidet. Dies wissen Sie bereits, wenn Sie das dritte Kapitel gelesen haben. Doch was bewirkt Bewegung eigentlich in unserem Körper und wie schaffen wir es mit Bewegung, den Bluthochdruck zu senken?

Bewegung ist nicht nur für unsere Gelenke gut, sondern auch für unseren Stoffwechsel. Durch Bewegung verbrennen wir Kalorien, was dazu führt, dass wir abnehmen. Dies hilft unserem Körper in dem Sinne, weil wir dadurch unser Übergewicht nach und nach verlieren, was sich wiederrum gut auf unseren Blutdruck auswirkt.

Wenn Sie an Bluthochdruck leiden, sollten Sie auf jeden Fall Sportarten meiden, welche mit Kraft zu tun haben. Kraftsportarten treiben unseren Blutdruck nämlich in die Höhe, was in Ihrem Fall natürlich kontraproduktiv wäre. Gehen Sie stattdessen lieber Spazieren oder Laufen. Sie werden sehen, wie gut sich dies nach nur kurzer Zeit auf Ihren Körper auswirken wird.

Kapitel 5 – Weniger Stress und mehr Entspannung – die Formel für ein Leben ohne Bluthochdruck

Stress – unser täglicher Wegbegleiter

Stress macht auf Dauer krank – dies wurde bereits von Wissenschaftlern bewiesen. In unserer heutigen Gesellschaft ist Stress leider zu einem treuen Wegbegleiter von fast jedem geworden. Ob bewusst oder auch unbewusst – wir Menschen sind täglich stressigen Situationen ausgesetzt. Dies beginnt bereits schon am Morgen, wenn wir wieder einmal vergessen haben, pünktlich aufzustehen. Mehrmals wurde von uns die Schlummertaste betätigt und beim Blick auf die Uhr, bleibt kurz die Luft weg. Sofort springt man aus dem Bett und beginnt sich Sorgen darüber zu machen, ob man es nun pünktlich in die Arbeit schafft oder nicht. Der erste Schub von Adrenalin schießt in unsere Adern und unser Blutdruck sowie unser Puls beginnen zu rasen. Studien haben ergeben, dass unser Adrenalinspiegel nicht direkt nach der Stresssituation sich wieder normalisiert, sondern eine gewisse Zeit braucht, bis das Adrenalin sinkt. In dieser Zeit arbeitet unser Herz noch immer auf Hochtouren, was sich natürlich auf unseren Blutdruck und unseren Puls ausschlägt. Der morgendliche Stress ist aber nur eine von vielen Stresssituationen, mit welchen wir über den Tag verteilt konfrontiert werden. In der Arbeit lauern schon die nächsten Situationen, welche unseren Blutdruck höher schlagen lassen. Diese Situationen werden über den Tag verteilt immer mehr, bis wir abends letztendlich ins Bett fallen.

So ist der Kreislauf des Lebens könnte man meinen – aufstehen, Stress haben, schlafen gehen und wieder alles von vorne. Doch dies ist auf Dauer nicht gesund und deshalb müssen Sie daran etwas ändern.

Nina Kaiser

Die meisten Menschen von uns haben eine 40-Stunden Woche. Bei vielen Menschen bleibt es jedoch nicht bei 40-Stunden Arbeitswochen. Überstunden stehen bei vielen Personen fix am Tagesplan – sehr zulasten unserer Psyche und unseres Stresslevels. Wir Menschen sind nicht dafür gemacht, täglich mehr als 10 Stunden in der Arbeit zu verbringen und keinerlei Freizeit mehr zu haben. Wir brauchen Freizeit, in welcher wir das tun können, was uns gut tut. Sind wir nämlich über einen langen Zeitraum hinweg ständig am Arbeiten und haben kaum noch Freizeit, laufen wir Gefahr, dass es unserem Körper zu viel wird und dieser beginnt zu streiken – wir erkranken an einem sogenannten Burnout.

Burnout – die neue Erkrankung in unserer Stressgesellschaft

Vor gut 50 Jahren, war der Begriff Burnout noch ein Fremdwort. Beinahe niemand war von dieser Krankheit betroffen und die wenigsten wussten überhaupt von der Existenz dieser Erkrankung. Erst in den letzten Jahren, nahmen die Fälle von Burnout rapide zu. Immer mehr Menschen fallen in ein tiefes Loch von Depressionen, sind antriebslos, haben keine Lust mehr am Leben und möchten am liebsten das Bett gar nicht mehr verlassen. In solchen Fällen spricht man von einem Burnout. Verantwortlich für das Burnout sind eindeutig die viel zu vielen Überstunden, welche man sich selbst immer zumutet. Nur die wenigsten Menschen haben den Mut dazu, zu ihrem Chef zu sagen, dass sie nicht länger bleiben können – mit fatalen Folgen. Ist man erst einmal an Burnout erkrankt, ist der Weg aus dieser Krankheit kein einfacher. Ohne psychologische Betreuung ist es nahezu unmöglich, aus diesem Alptraum wieder aufzuwachen.

Deshalb sollten Sie es gar nicht erst soweit kommen lassen und bereits früh damit beginnen, nicht nur für die Arbeit zu leben, sondern für sich selbst! Trennen Sie berufliches und privates strickt. Nach dem Feierabend ist Feierabend für Sie! Das bedeutet, dass Sie Ihren Stress auf der Arbeit keinesfalls mit nachhause nehmen sollten. Nehmen Sie sich bewusst Zeit für sich und gehen Sie den Hobbies nach, welche Ihnen

Spaß und Freude bereiten. Leider steht Burnout auch im Zusammenhang damit, hohen Blutdruck zu verursachen. Der Körper ist müde, aber auf der anderen Seite auch im ständigen Stress, da man Zukunfts- sowie Versagensängste hat. Lassen Sie nicht Ihr Leben schweifen und schaffen Sie sich einen guten Ausgleich aus dem Alltag. So können Sie es langfristig schaffen Erfolg zu haben und gleichzeitig auch noch etwas für Ihre Gesundheit tun.

Gesunder Blutdruck und stressfreier Alltag durch Hilfsmittel

Sich Zeit für sich selbst nehmen und einfach mal abzuschalten, ist leichter gesagt als getan – dies wissen wir. Nicht immer ist es einfach, denn Stress von der Arbeit sofort zu vergessen und von jetzt auf gleich sich nur Zeit für sich selbst zu nehmen. Deshalb können Ihnen ein paar wertvolle Tipps helfen, welche es Ihnen erleichtern werden, nach der Arbeit so richtig zu entspannen.

Sicherlich haben Sie schon einmal davon gehört, dass einige Menschen den Besuch im Fitnessstudio als Ausgleich zu Ihrem Alltag ansehen. Dies ist zwar keinesfalls schlecht, jedoch für Sie als Bluthochdruckpatient nicht unbedingt zu empfehlen – gerade wenn es darum geht, Kraftsport zu betreiben. Viel eher ist ein luftiger Spaziergang an der frischen Luft ratsam, wenn Sie auf andere Gedanken kommen wollen. Generell ist es in der Natur einfacher, den ganzen Stress zu vergessen und einfach so richtig abzuschalten. Auch kann Ihnen Yoga helfen.

Yoga gilt als die beste Sportart wenn es darum geht, mit sich und seinem Körper in Einklang zu kommen. Keine Sportart der Welt ist in diesem Bereich besser geeignet als wie Yoga. Sie lernen bei Yoga nämlich nicht nur, wie Sie Ihren Körper optimal dehnen – nein, Sie lernen bei Yoga so richtig zu entspannen! Yoga bezieht die Kraft aus der Ruhe – dies ist für Ihren Blutdruck eine wahre Wohltat. Sie haben mit der Sportart Yoga somit alles vereint was Sie brauchen, wenn Sie sich etwas Ruhe gönnen möchten.

Natürlich ist es nicht jedermanns Sache, eine Sportart wie Yoga zu betreiben oder aber auch spazieren zu gehen. Dies ist ok und jeder Mensch ist anders. Nichts desto trotz sollten Sie sich aber trotzdem einen Ausgleich schaffen, damit Sie nach der Arbeit abschalten können. Machen Sie einfach etwas was Ihnen Spaß und Freude bereitet, sowie Sie auf andere Gedanken kommen lässt. Dies kann das Lesen eines guten Buches sein, das Bauen einen Puzzles oder aber auch ein guter Film – dies allein ist ganz Ihre Entscheidung.

Wie sich Entspannung auf unseren Blutdruck auswirkt

Wenn Sie entspannter durch das Leben gehen, werden Sie schon sehr bald eine Veränderung zum positiven Ihres Blutdruckes bemerken. Durch gezielte Entspannungsphasen, schaffen Sie nicht nur die beste Basis eines guten Blutdruckes, sondern stärken gleichzeitig auch noch Ihr Herz, sowie Ihr Immunsystem. Sie wirken generell fitter und gesünder und werden schon bald mehr Lebensfreude besitzen. Dies alles geschieht dadurch, da Sie sich von nun an mehr um sich selbst kümmern und auf Ihr Wohlbefinden achtgeben.

Sie sehen wie gut sich Entspannung auf unseren Körper, sowie auf unser Wohlbefinden auswirkt. Nehmen Sie sich deshalb zukünftig mehr Zeit für sich selbst und denken Sie an die wichtigen Dinge im Leben – unter anderem, an Ihre Gesundheit. So schaffen Sie die optimale Voraussetzung, für einen niedrigeren Blutdruck und ein erfülltes Leben.

Kapitel 6 – Wie sich Rauchen auf unseren Bluthochdruck auswirkt

Der unsichtbare Tod aus der Luft – Rauchen

Nichts ist schädlicher und ungesünder als Rauchen. Dies wurde nicht nur des Öfteren wissenschaftlich bewiesen, sondern ist auch schon so langsam, in all unsere Köpfe vorgedrungen. Jede Zigarette verkürzt unser Leben um 5 Minuten. So hart es auch klingen mag – dies ist leider wahr. Zwar stimmt es nicht, dass man genau 5 Minuten kürzer lebt durch eine Zigarette, jedoch stirbt der durchschnittliche Raucher, mit jeder Zigarette um 5 Minuten früher als ein Nichtraucher.

Raucher verkürzen damit aber nicht nur das eigene Leben, sondern schädigen dabei auch noch die Umwelt, sowie ihre Mitmenschen. Sicherlich haben Sie schon einmal etwas über „Passivrauchen" gehört. Mehr zu diesem Thema, erfahren Sie weiter unten in diesem Kapitel.

Doch warum setzten wir unseren Körper solchen Gefahren aus und wie wirkt sich das Rauchen auf unsere Gesundheit aus? Dies und noch vieles mehr erfahren Sie nun.

Wie das Rauchen unsere Gesundheit schädigt

In nur einer einzigen Zigarette, verstecken sich mehr als 5000 chemische Substanzen, welche von unserem Körper inhaliert werden. Diese chemischen Substanzen werden von unserer Lunge, direkt weiter in unser Blutsystem geleitet. Mehr als 90 dieser chemischen Stoffe stehen dabei im direkten Zusammenhang, Krebs zu verursachen.

Krebs entsteht dabei aber längst nicht von heute auf morgen. Zwar kann Krebs sich innerhalb kürzester Zeit entwickeln und bemerkbar machen, jedoch liegen die Grundlagen dafür schon in weiter Vergangenheit. Krebs ist eine Erkrankung, welche durch einen Fehler in unserer DNA hervorgerufen wird. Die natürlich Zellteilung gerät dabei außer Kontrolle und eine mutierte Zelle wächst und wuchert immer weiter. Im Normallfall hat unser Körper alles im Griff und lässt solch eine Mutation nicht zu. Wurde unser Erbgut aber durch äußere Einflüsse geschädigt (Rauchen etc.), wird die Entstehung von Krebs und tumorartigen Wucherungen begünstigt. Natürlich gilt es hier dann auch noch zu entscheiden, ob der Tumor gutartig – oder gar bösartig ist. Ein gutartiger Tumor bringt in wenigen Fällen Probleme mit sich. Wächst der Tumor nicht gerade an einer ungünstigen Stelle (Gehirn o.ä.), lässt sich dieser in der Regel leicht entfernen und eine Chemo ist meist nicht notwendig. Ist der Tumor jedoch bösartig, kommen Sie um eine Chemo-Behandlung nicht herum. Ein bösartiger Tumor strahlt in den meisten Fällen in andere Körperregionen aus. Weshalb man hier dann auch von Krebs spricht.

Gerade bösartiger Lungenkrebs, wird am häufigsten mit Rauchen in Verbindung gebracht. Grund hierfür ist der, dass DNA dort geschädigt wird, wo unser Gewebe direkt mit dem Zigarettenrauch in Kontakt kommt. Beim Rauchen kommt Zigarettenrauch am meisten mit dem Gewebe aus dem Mund- und Rachenraum, sowie der Lunge in Berührung. Somit sind Raucher am häufigsten von Krebsarten wie beispielsweise Lungen-, Kehlkopf, sowie Speiseröhrenkrebs betroffen. Doch nicht nur Krebs wird durch das Rauchen von Zigaretten verursacht. Auch mit einer Vielzahl von anderen Erkrankungen, steht Krebs in direkter Verbindung.

Bluthochdruck im Zusammenhang mit Rauchen

Rauchen macht süchtig – dies ist wohl jedem klar. Doch Rauchen steht auch im direkten Zusammenhang damit, Bluthochdruck zu verursachen. Das Nikotin in den Zigaretten bewirkt nämlich, dass unser Blutdruck in die Höhe schlägt. Wenn wir nun also regelmäßig rauchen – was bei den meisten Personen der Fall ist – werden wir an Bluthochdruck erkranken.

Nikotin wirkt sich nämlich direkt auf unsere Herzfunktion aus. Durch das Nikotin wird unser Herzschlag beschleunigt und unsere Blutgefäße verengen sich dadurch automatisch. Wenn man jetzt berechnet, dass dies bereits eine einzige Zigarette am Tag auslösen kann, und der durchschnittliche Raucher am Tag eine halbe bis eine Packung Zigaretten raucht, kann man sich auch als nicht Mathe-Genie ausrechnen, wie hoch die Wahrscheinlichkeit hierbei liegt, dauerhaft an Bluthochdruck zu erkranken.

Rauchen richtet aber noch weitaus mehr an, als wie nur Bluthochdruck. Auch werden Schlaganfälle sowie Herzinfarkte durch das Ziehen an der Zigarette hervorgerufen. Unsere Venen und Gefäße werden durch den schädlichen chemischen Rauch verstopft und verursachen in weiterer Folge, schwere Erkrankungen welche bereits oben genannt wurden.

Gerade Sie als Bluthochdruckpatient, sollten deshalb unbedingt auf das Rauchen verzichten. Wenn Sie bereits Raucher sind, sollten Sie versuchen aufzuhören bzw. das Rauchen stark zu minimieren. Nur so können Sie es schaffen, auf Dauer einen niedrigeren Blutdruck zu erreichen. Wenn Sie dies nämlich nicht machen würden, ist die Gefahr enorm hoch, dass Sie auch noch mit anderen Erkrankungen im späteren Leben konfrontiert werden.

Passivrauch – schützen Sie Ihre Liebsten

Passivrauch wird von einigen Wissenschaftlern, sogar als noch weitaus schädlicher angesehen, als wie das direkte Rauchen. Grund hierfür ist, dass beim Passivrauchen die schlechtesten Stoffe in der Luft hängen, und Sie diese unbewusst inhalieren. Diese Stoffe gelangen wie auch beim eigentlichen Raucher, direkt in Ihre Lunge und in weiterer Folge, in Ihren Blutkreislauf. Deshalb sollten Sie als Bluthochdruckpatient es unbedingt vermeiden, dass in Ihrer Nähe geraucht wird. Nicht immer ist dies vermeidbar – dies ist klar. Jedoch sollten Sie Ihren Partner oder Ihre Partnerin drauf aufmerksam machen, dass diese nicht mit Ihnen in einem Raum, zur Zigarette greifen sollen.

Nina Kaiser

Wussten Sie, dass Kinder aus Raucherfamilien, später einmal sehr viel eher zur Zigarette greifen werden, als wie Kinder aus Nichtraucherfamilie? Auch dies wurde bereits vor sehr langer Zeit, von Wissenschaftlern bewiesen. Als Grund wurde hierfür genannt, dass Kinder aus Raucherfamilien, viel eher den Kontakt zu Zigaretten haben und es diese somit als „normal" ansehen, wenn man raucht. Nichtraucherkinder haben hier einen klaren Vorteil. Erstens haben diese keinen Kontakt zu Zigaretten und sehen die Eltern auch nicht mit Zigarette im Mund herumlaufen. Der Zigarettenrauchgeruch wird von Nichtraucherkindern, oftmals als störend und beißend empfunden, währenddessen Kinder von Raucherfamilien, dieser Geruch nicht stört und unter Umständen sogar als angenehm empfunden wird.

Wenn wir nun genauer darüber nachdenken, warum in manchen Familien hoher Blutdruck weitaus öfter vorkommt, als in manch anderen Familien, hat man den Schlüssel hierfür eigentlich schon gefunden. Es muss keine erbliche Veranlagung sein – dies kommt in Bezug auf Bluthochdruck eher selten vor -, viel eher liegt es nahe, dass auch die nächsten Generationen, die schlechten Angewohnheiten der Familienmitglieder übernehmen, welche bei den Vorfahren erst zu Bluthochdruck geführt haben.

Tun Sie in diesem Bereich deshalb nicht nur sich selbst etwas Gutes, sondern schützen Sie auf diesem Wege auch gleich noch Ihre Kinder in der Familie, indem Sie diesen ein gutes Vorbild sind. Sie tun dabei nicht nur etwas gegen Ihren Bluthochdruck, sondern beugen damit auch noch schwereren Erkrankungen - wie beispielsweise Krebs - vor.

Rauchen aufhören – besser nicht von heute auf morgen

Wenn Sie bereits Nikotin abhängig sind, sollten Sie nicht von heute auf morgen, auf das Rauchen komplett verzichten. Dies würde nicht nur Ihren Stoffwechsel durcheinander bringen, sondern auch noch Ihren Blutdruck aus der Bahn werfen. Viel klüger ist es, wenn Sie nach jahrelangem Zigarettenkonsum, das Rauchen Schritt für Schritt beginnen einzustellen. Statt einer ganzen Packung, rauchen Sie für den

Anfang nur mehr eine dreiviertelte Packung usw. - bis Sie irgendwann komplett darauf verzichten können. Auch laufen Sie somit nicht Gefahr, dass Ihnen die Sucht Komplikationen verursacht – wie beispielsweise Übelkeit, Konzentrationsschwäche etc.

Kapitel 7 – Gezielt gegen hohen Blutdruck mit Medizin aus der Natur – Homöopathie

Homöopathie – die Lösung aus der Natur?

Nichts ist im medizinischen Bereich so sehr umstritten, wie die Wirkung der Homöopathie. Für die einen ist Homöopathie der reinste Placebo-Effekt, für die anderen wiederum, ist die Homöopathie die Lösung für alle gesundheitlichen Probleme – ganz ohne Nebenwirkungen. Doch was bedeutet Homöopathie eigentlich und wie wirken sich die verschiedensten kleinen Kügelchen auf unseren Körper aus? Wir sind der Sache auf den Grund gegangen.

Homöopathie – was ist dies eigentlich?

Homöopathische Heilungsmethoden werden vor allem von jenen Leuten hochgepriesen, welche felsenfest davon überzeugt sind, dass man keine Medizin aus Chemielaboren benötigt. Diese Personen schwören auf die magische und vor allem nebenwirkungsfreie Medizin aus der Natur – welche man in Apotheken und beim Heilpraktiker ohne Rezept erhält. Die Idee hinter dieser natürlichen Heilungsmethode ist dabei gar nicht schlecht. Homöopathie greift nicht direkt die Erkrankung an oder lindert die Symptome – nein, Homöopathie wirkt gezielt in unserem Körper auf eine bestimmte Region ein, und übermittelt dadurch unserem Immunsystem, dass ein Erreger im Körper ist, welcher danach durch unsere eigenen körperlichen Abwehrkräfte bekämpft wird. Die Homöopathie greift nichts in unserem Körper an, viel eher bringt sie unseren Körper dazu, sich selbst zu währen und schafft es so auf natürliche Weise, unsere Probleme im Körper wieder in Einklang zu bringen. Bereits im Jahre 1796, wurde Homöopathie praktiziert. Durch Samuel Hahnemann, wurde der Grundstein für die heutige Homöopathie gelegt. Im Jahre 1796 veröffentlichte er das erste Buch zu diesem Thema und veränderte dadurch die Sichtweise der Menschen im medizinischen Bereich grundlegend. Damit dieses Buch erst zustande gekommen ist, musste Hahnemann einige Selbstversuche in diesem Bereich durchführen – mit großem Erfolg.

Homöopathie vereint die Kräfte der Natur und aktiviert in unserem Körper die eigenen Abwehrkräfte. Es gibt für nahezu jedes Problem, was ein Mensch haben könnte, die passende homöopathische Lösung. Egal ob es um eine akute Erkrankung geht, um Angstzustände, oder aber auch um innere Unruhe – in der Homöopathie finden Sie die passenden Kügelchen auch für Ihr Problem – versprochen.

Warum ist Homöopathie so umstritten?

Die einen schwören darauf, die anderen sagen es ist Placebo – wie bereits erwähnt, ist im medizinischen Bereich nichts so sehr umstritten, wie die Wirkung von Homöopathie auf unseren Körper. Doch warum ist die Wirkung von Homöopathie so umstritten und gibt es bereits wissenschaftliche Studien zu diesem Thema? Dies und mehr erfahren Sie nun.

Homöopathie wirkt auf unseren Körper vollkommen natürlich und hinterlässt keine Nebenwirkungen. Auch kann man von homöopathischen Globuli Kügelchen rein theoretisch, soviel einnehmen wie man möchte – zu einer Überdosis kann es nicht kommen. Auch die kleinsten Kinder unter uns, können homöopathische Medizin ganz ohne Bedenken einnehmen – hierbei besteht keinerlei Gefahr. Gerade diese soeben angeführten Punkte, lassen Skeptiker an der Wirkungsweise von homöopathischer Medizin zweifeln. Wie kann „Medizin" wirken, wenn man davon so viel nehmen kann wie man will, ohne Gefahr laufen zu müssen, ein Überdosis einzunehmen? Wie können Kinder die gleiche Dosis einnehmen, wie eine erwachsene Person? Warum können auch unsere Haustiere homöopathische Kügelchen zu sich nehmen, ohne Gefahr zu laufen, dass diese die Inhaltsstoffe nicht vertragen? Dies sind nur ein paar Streitfragen, mit welchen Homöopaten immer wieder konfrontiert werden.

Fakt ist, Homöopathie wirkt anders als wie Medizin aus dem Chemielabor. In homöopathischen Medikamenten sind nämlich nur Stoffe drinnen, welche direkt aus der Natur kommen und wo keine Gefahr besteht, dass man davon eine Überdosis einnehmen kann. Anders sieht es hier bei rezeptpflichtiger Medizin aus. In Medikamenten finden sich Stoffe wieder, welche in höherer Dosis zu starken Nebenwirkungen, bis hin zum Tod führen können. Dies ist besonders gefährlich – nicht nur bei einer Überdosis. Denn wenn man bedenkt, dass eine Überdosis davon einen umbringen kann, weiß man schon im Vorhinein, dass auch eine kleine vom Arzt „genehmigte" Dosis, nicht gerade gesund sein kann. Die meisten Medikamente lösen zwar unsere akuten Probleme wenn wir krank sind, jedoch greifen diese wiederrum andere Körperregionen an, was uns in weiterer Folge wieder krank machen kann. Dies ist ein ewiger Kreislauf – welchen wir mit der Homöopathie auf gesunde und natürliche Weise umgehen können.

Wie bereits schon zuvor erwähnt, ist es nicht ratsam, gegen hohen Blutdruck Medikamente zu nehmen. Diese blutdrucksenkenden Medikamente wirken sich nämlich nicht nur auf unseren Bluthochdruck aus und senken diesen, diese Medikamente machen uns auf lange Zeit hin gesehen krank und richten mehr Schaden an, als man zunächst denken mag.

Globuli – was ist in diesen Kügelchen eigentlich drinnen?

Dass die Wirkung von Globuli umstritten ist, wurde bereits weiter oben schon angesprochen. Doch was ist in diesen homöopathischen Medikamenten eigentlich drinnen? Und wie kann es sein, dass diese solch eine ausgezeichnete Wirkung auf uns Menschen haben sollen, diese aber nicht rezeptpflichtig sind? Wir haben die Antworten darauf.

Homöopathische Globuli, bestehen zu 95 % aus Zucker. Dies ist wissenschaftlich bewiesen und mitunter einer der Hauptgründe, warum die Wirkung von Globuli umstritten ist. Auch im Inneren der Globuli Kügelchen, finden sich keinerlei Wirkstoffe wieder. Nun könnte man meinen, Globuli sind nichts anderes als Zuckerperlen. Dies ist aber so nicht richtig. In den Globuli selbst, sind zwar keinerlei Wirkstoffe enthalten, jedoch ist die Hülle mit dem jeweiligen Wirkstoff benetzt. Wie das funktioniert fragen Sie sich nun? Dies ist recht einfach erklärt.

Die Kügelchen aus Rohrzucker – welche später einmal die wertvollen homöopathischen Globuli werden – werden geformt und anschließend mit dem Wirkstoff der jeweiligen Medizin, besprüht. Nach diesem Vorgang werden die Globuli getrocknet und als wertvolle Naturmedikation verkauft. Egal wie umstritten die Wirkung von Globuli auch sein mag – fakt ist, die Homöopathie hat schon Millionen von Menschen geholfen – ganz auf natürlichem Wege und ohne Nebenwirkungen.

Mit Homöopathie gegen Bluthochdruck?

Gerade wenn Sie an Bluthochdruck leiden, kann Ihnen die homöopathische Medizin weiterhelfen. Ganz ohne Nebenwirkungen und Risiken, unterstützt die Homöopathie die Senkung Ihres zu hohen Blutdruckes enorm. Viele Ärzte raten bereits dazu, auf chemische Medikamente in diesem Bereich zu verzichten, da die Nebenwirkungen enorm sein können. In der Homöopathie brauchen Sie sich darum keine Gedanken machen. Auch kann Ihnen ein Heilpraktiker helfen, wenn Sie Ihren Bluthochdruck mit homöopathischen Methoden, in den Griff bekommen wollen. Dieser findet genau die richtige Homöopathie für Sie und Ihre individuellen Bedürfnisse.

Gesagt sei aber auch noch, dass Sie mit Homöopathie alleine, nicht Ihren Blutdruck auf Dauer senken können. Viel eher sollten Sie die Homöopathie als unterstützende Wirkung von der Natur ansehen, welche Ihnen auf dem Weg zu Ihrem Ziel begleitet – nämlich ein Leben ohne hohen Blutdruck. Nur in Kombination mit gesunder und vor allem auch salzarmer Ernährung, viel Bewegung und geringem Übergewicht, lässt sich mit der Homöopathie ein einzigartiger Erfolg einstellen.

Welche Homöopathie hilft bei Bluthochdruck?

Wie Sie sicherlich wissen, gibt es viele verschiedene homöopathische Globuli, welche sich alle anders auf unseren Körper auswirken. Je nach gesundheitlichem Problem, gibt es ein eigenes homöopathisches Medikament aus der Natur. Deshalb ist es oft gar nicht einfach, dass passende für sich und sein Problem zu finden. Wenn Sie auf der Suche nach homöopathischen Präparaten für Bluthochdruck sind, kann Ihnen die nachfolgende Liste weiterhelfen, indem Sie auf dieser nicht nur die richtigen Präparate finden, sondern auch noch eine Erklärung darüber, welche Beschwerden damit gelindert werden.

1.) Crataegus – Weißdorn

Der Wirkstoff „Crataegus" (Weißdorn), hilft Ihnen beim Kampf gegen den Bluthochdruck vor allem dann, wenn Sie unter Symptome wie beispielsweise Schwächegefühle, Stress und auch Kurzatmigkeit leiden. Hierbei werden nicht nur die Beschwerden gelindert, sondern auch gegen die Ursache selbst angekämpft.

2.) Viscum album – Weißbeerige Mistel

Die Weißbeerige Mistel (Viscum album), ist ein wahrer Held, wenn Sie unter hämmernden und vor allem auch klopfenden Kopfschmerzen leiden. Dieses homöopathische Präparat, lindert Ihre Symptome und geht gezielt gegen Ihren Bluthochdruck vor.

3.) Aconitum – Eisenhut

Wenn man unter Bluthochdruck leidet, gehört oftmals auch Herzklopfen sowie eine gewisse innere Unruhe zum Alltag dazu. Auch Angstzustände können in Folge dessen auftreten. Diese Symptome können Sie gezielt mit dem Wirkstoff Aconitum (Eisenhut) bekämpfen.

4.) Belladonna – Tollkirsche

Keine Sorge – die Tollkirsche ist in diesem homöopathischen Mittel auf keinen Fall giftig für Sie! Viel eher hilft es Ihnen dabei, Ihre lästigen plötzlich auftretenden Kopfschmerzen, in den Griff zu bekommen.

5.) Glonoinum – Nitroglyzerin

Wenn Ihre Kopfschmerzen schon so stark sind, dass diese an Migräneattacken grenzen, ist der Wirkstoff Glonoinum (Nitroglyzerin), am besten für Sie geeignet. Mit Glonoinum bekommen Sie auch die stärksten Kopfschmerzen in den Griff.

6.) Arnica – Arnika

Eine lästige Begleiterscheinung von Bluthochdruck, ist oftmals der hochrote Kopf. Gepaart mit Kopfschmerz und unangenehmen Ohrensausen, ist dies nicht nur für die Psyche ein Problem, sondern auch für das allgemeine Wohlbefinden. Dies bekommen Sie am besten dadurch in den Griff, wenn Sie zum dem Wirkstoff Arnica greifen. Dieser Bewirkt nämlich, dass das Ohrensausen sowie Ihre gerötete Haut, der Vergangenheit angehören.

Wie Sie sehen, gibt es eine große Auswahl von den verschiedensten homöopathischen Kügelchen, welche Ihnen einerseits Ihre Symptome lindern, aber andererseits auch gleich die wahre Problematik in Ihrem Körper, versuchen in Einklang zu bringen.

Kapitel 8 – Mit Akupunktur gezielt gegen hohen Blutdruck

Mit Akupunktur gegen hohen Blutdruck

Die Akupunktur wird heutzutage in vielen verschiedenen Bereichen eingesetzt. Es ist die älteste Heilmethode überhaupt, welche bereits schon vor 3000 Jahren in China praktiziert wurde. Oft sind Menschen von der Akupunktur noch abgeschreckt, da diese Angst vor großen Schmerzen etc. haben, und sich nicht sicher sind, ob diese Art der Heilungsmethode wirklich funktioniert. In diesem Kapitel erfahren Sie alles über das Thema Akupunktur. Angefangen von der alten Tradition aus China, bis hin zu Erneuerungen in diesem Bereich. Sie erfahren hier nicht nur, wie sich Akupunktur auf Ihren Körper auswirkt, sondern auch noch, ob eine Behandlung schmerzhaft ist, wie lang es dauern wird bis sich erste Erfolge einstellen und wie Ihnen die Akupunktur hilft, Ihren Blutdruck zu senken.

Was ist Akupunktur eigentlich?

Wie bereits oben erwähnt, ist Akupunktur eine sehr alte Heilmethode aus China. Hierbei werden bestimmte Regionen Ihres Körpers mit Nadeln behandelt. Die Behandlungsregion ist davon abhängig, unter welchen Beschwerden Sie leiden und an welchen Stellen sich diese bemerkbar machen. Bei der Akupunkturbehandlung, versucht man die natürliche Lebensenergie wieder in Einklang zu bringen. Man kann unsere Energielaufbahnen am Körper, mit den Laufbahnen eines Flusses vergleichen. Die sogenannten Meridianen, fließen durch unseren ganzen Körper und sind dafür verantwortlich, dass wir gesund und fit bleiben. Sind diese Meridianen nun aber gestört, kommt es nach kurzer Dauer zu einer Krankheit bzw. zu Beschwerden. Diese Beschwerden lassen sich dadurch lindern, indem man die Meridianen wieder in Einklang bringt. Stellen Sie sich das Beispiel mit dem Fluss vor.

Nina Kaiser

Ein Fluss fließt seine gewohnten Bahnen, doch es kommt auch hier immer wieder zu Situationen, in welchen der Fluss seine Laufbahn ändert. Sei es ein Gewitter, seien es starke Regenfälle oder aber auch ein umgestürzter Baum. Der Fluss kann nicht mehr in seinen gewohnten Bahnen fließen und es kommt zu Komplikationen. Angefangen von Überschwemmungen, Wasserstau usw. Genauso ist es auch mit unseren Laufbahnen in unserem Körper. Durch die gezielte Stimulation der über 336 Akupunkturpunkten in unserem Körper, können diese Lebensenergielaufbahnen, wieder ins Gleichgewicht gebracht werden. Die Wirkung der Akupunktur auf unseren Körper wurde bereits mehrfach durch wissenschaftliche Studien bestätigt. Hierbei werden gezielt die Akupunkturpunkte stimuliert, welche unsere Meridianen ins Ungleichgewicht gebracht haben.

Die Akupunktur wurde damals in China, das erste Mal erfolgreich praktiziert und fand schon sehr bald Interessenten auf der ganzen Welt. Viele Menschen haben aber trotz der nachgewiesenen und nebenwirkungsfreien Behandlung, große Angst davor und wählen lieber den medikamentösen Weg. Dies hat damit zu tun, dass die Behandlung mit Nadeln nicht jedermanns Sache ist und viele Menschen vor den Schmerzen Angst haben. Doch sind diese Ängste begründet? Wir gehen dieser Frage auf den Grund.

Wie läuft eine Akupunkturbehandlung ab?

Wenn Sie vor haben, sich einer Akupunkturbehandlung zu unterziehen, sollten Sie pro Behandlung, ca. 1 Stunde einplanen. Wie die Behandlung bei Ihnen dann abläuft, hängt ganz davon ab, aus welchem Grund Sie die Behandlung durchführen lassen. Wenn Sie beispielsweise eine Akupunkturbehandlung wegen zu hohem Blutdruck durchführen lassen, wird der Therapeut genau die Akupunkturpunkte an Ihrem Körper auswählen, welche im Zusammenhang mit Bluthochdruck stehen. An diesen sogenannten Meridianen-Laubahnen, wird dieser danach mit speziellen Nadeln, auf die einzelnen Punkte einwirken. Die Nadeln unterscheiden sich hierbei durch Größe und Gewicht, sowie dadurch, ob diese vor dem Einsatz erhitzt wurden oder nicht. Diese wesentlichen Punkte, wird jeder Therapeut mit Ihnen zuvor abklären. Nachdem die Nadeln an den entsprechenden Stellen gesetzt wurden, beginnt die Zeit, in welcher Sie sich absolut entspannen können. Nachdem setzen der Nadeln, verbleiben diese für ca. 20-30 Minuten in Ihrem Körper und bringen Ihre Meridianen dadurch wieder Schritt für Schritt ins Gleichgewicht. Wie viele Akupunkturbehandlungen in Ihrem Fall sinnvoll sind, wird der behandelnde Therapeut mit Ihnen klären – eine Pauschalantwort kann hier nicht gegeben werden, da jeder Mensch anders ist und auch der Grad der Beschwerden miteinberechnet werden muss.

Was zeichnet einen guten Therapeuten aus?

Die Wahl des Therapeuten, bei welchem man seine Akupunkturbehandlung durchführen lässt, ist nicht immer einfach. Bei Ihrer Entscheidung kann es Ihnen behilflich sein, wenn Sie im Internet nach Rezensionen und Erfahrungsberichten des jeweiligen Therapeuten suchen. Jedoch gibt es ein paar Eckpunkte, welcher jeder Therapeut in diesem Bereich erfüllen sollte.

Sterilität ist im Bereich der Akupunktur das A und O! Achten Sie deshalb schon im Wartezimmer darauf, wie in der Praxis auf die Hygiene geachtet wird. Sollten Sie einen schlechten Eindruck haben – nichts wie raus und einen anderen suchen. Sie müssen nämlich bedenken, dass Sie von dieser Person mit Nadeln behandelt werden. Sollte hierbei nicht peinlichste Hygiene herrschen und diese Nadeln womöglich schon einmal im Einsatz gewesen sein, gehen Sie ein großes Risiko ein, an Krankheiten wie beispielsweise HIV etc. zu erkranken. Einen guten Therapeut zeichnet aus, dass dieser Einwegnadeln verwendet, welche noch in Vakuum verpackt sind. Außerdem sollte der Therapeut die Einstichstellen vor der Behandlung ausreichend desinfizieren, damit Sie nicht mit einer Infektion rechnen müssen.

Ein weiterer wichtiger Punkt ist der, dass Sie sich bei dem Therapeuten gut aufgehoben fühlen, und mit diesem über all Ihre Anliegen sprechen können. Dies ist ein enorm wichtiger Punkt, denn wenn Sie Ihrem Therapeuten nicht vertrauen, kann es passieren, dass die Behandlungen nicht gut anschlagen, da Sie sich nicht entspannen können.

Wenn Sie diese Punkte berücksichtigen, steht einer erfolgreichen Behandlung nicht mehr viel im Wege. Gehen Sie mit einer positiven Grundeinstellung zur Akupunktur und der Rest erledigt sich von selbst – versprochen.

Akupunktur – sehr schmerzhaft?

Viele Personen haben eine große Angst davor, dass die Akupunktur ein schmerzhafter Prozess sein könnte. Die Vorstellung, dass einem mehrere Nadeln in den Körper gestochen werden und diese danach für eine gewisse Zeit im Körper verbleiben, lässt vielen Leuten die Haare zu Berge steigen. Doch ist die Angst wirklich begründet und ist eine Akupunktur so schmerzhaft wie viele Menschen denken? Wir haben die Antwort darauf.

Erst einmal vorweg – nein, eine Akupunkturnadel, ist keinesfalls mit einer Nadel vom Tatoostudio, oder mit einer Nadel bei der Blutabnahme zu vergleichen. Die Akupunkturnadeln sind so fein und winzig, dass man den Einstich fast überhaupt nicht bemerkt. Es gibt dabei verschiedene Nadeln, welche die unterschiedlichsten Aufgaben haben, doch Schmerzen wird Ihnen davon keine verursachen. Beim setzen der Nadeln ist es lediglich so, dass Sie an gewissen Stellen ein leichtes Brennen verspüren werden. Dieses Brennen lässt aber bereits nach sehr kurzer Zeit wieder nach und hinterlässt eine angenehme Wärme, welche nicht nur entspannend wirkt, sondern dabei auch noch Ihre Beschwerden lindert.

Auch für Kinder ist die Akupunktur schon gut geeignet und schmerzt überhaupt nicht. Da Kinderhaut noch wesentlich empfindlicher ist, als die Haut von Erwachsenen, wurden hierfür spezielle Nadeln entwickelt, welche man durch die gute Struktur kaum bemerkt.

Akupunktur bei Bluthochdruck – deshalb ist dies so empfehlenswert

Vor ein paar Jahren wurde eine Studie durchgeführt, in welcher Personen mit Bluthochdruck, gezielt durch Akupunktur behandelt wurden. Es gab zwei Testgruppen – eine Testgruppe wurde „richtig" behandelt, die andere Testgruppe bekam einen Art „Placebo", indem falsche Akupunkturpunkte behandelt wurden.

Nach ein paar Wochen folge die Auswertung – mit erstaunlichen Ergebnissen. Die Personengruppe, welche sich der sogenannten „TCM-Gesichtsbehandlung" unterzogen hat, hatte einen normalen Blutdruck – ohne Medikamente. Bei der Placebo-Gruppe, wurden keinerlei Veränderungen des Blutdruckes festgestellt, was darauf schließen lässt, dass die TCM-Gesichtsakupunktur, bei Bluthochdruckpatienten ausgezeichnete Erfolge erzielt.

Jedoch sollten Sie nach erfolgreicher Behandlung, die Akupunktur nicht für immer beenden. Damit Ihr Blutdruck auch auf längere Sicht hin gesenkt bleibt, sollten Sie regelmäßige Akupunkturbehandlungen durchführen lassen. Sprechen Sie darüber am besten mit Ihrem Therapeuten, in welchen Abständen es sinnvoll ist, eine TCM-Gesichtsakupunktur, durchführen zu lassen.

Kapitel 9 – Wie Hormone unseren Blutdruck beeinflussen

Wie Hormonschwankungen sich auf unseren Blutdruck auswirken

Unser ganzer Körper wird von Hormonen gesteuert. Solange unser Hormonhaushalt in Ordnung ist, sind wir glücklich und fühlen uns generell wohl. Gerade Frauen haben beim Thema Hormonstörungen, oftmals die schlechteren Karten gezogen. Eine Frau im geschlechtsreifen Alter, hat jeden Monat eine Achterbahnfahrt Ihrer Hormone im Körper – dies ist leider ganz normal und natürlich. Doch auch die männliche Seite wird von Hormonen gesteuert. Diese Hormone wirken sich aber nicht nur auf unser Gemüt aus, sondern auch auf unsere lebenswichtigen Körperfunktionen wie beispielsweise unser Herz, unsere Schilddrüse und unser Gehirn. Wenn wir nun unter einer Hormonstörung leiden, kann sich dies durch die verschiedensten Beschwerden bemerkbar machen. Angefangen von Hautproblemen, Schwindelattacken, unerklärlicher Zunahme – oder aber auch durch hohen Blutdruck. Gerade eine massive Hormonhaushaltumstellung, bleibt bei den wenigsten Personen unbemerkt und verursacht in der Regel teils starke Beschwerden. Hoher Blutdruck ist einer der häufigsten Probleme, welche durch Störungen des Hormonhaushaltes hervorgerufen werden.

Hormone – die wichtigsten Steuerelemente in unseren Körper

Hormone sind die wichtigsten Steuerelemente in unserem Körper. Unser Tun und Denken wird von unserem Hormonhaushalt beeinflusst. Auch auf unsere Gefühlswelt haben Hormone einen zentralen Einfluss. So empfinden wir manche Dinge als viel emotionaler, wenn unserer Hormone einmal wieder verrücktspielen. Auch unser Glück sowie unsere Trauer, wird indirekt durch den Hormonhaushalt beeinflusst. Die

Hormone in unserem Körper, werden von der Hirnanhangdrüse gebildet – was nichts anderes heißt, als dass sich der Hormonhaushalt - im wahrsten Sinne des Wortes -, in unserem Kopf abspielt. Durch Hormone werden aber bei weitem nicht nur unsere Gefühle beeinflusst, sondern noch ein weitaus wichtiger Prozess, ohne welchen wir nicht existieren würden – die Rede ist von der Fortpflanzung. Frauen hätten keinen Zyklus, wenn nicht die Hirnanhangdrüse von der hormonellen Seite aus, alles Regeln würde. Es besteht zwar die Möglichkeit, dass man durch spezielle Hormonpräparate einen künstlichen Zyklus erstellt, jedoch tut man hierbei nichts anderes, als wie die Aufgabe der Hirnanhangdrüse zu übernehmen. Auch Männer könnten ihre Gene nicht weitergeben, wenn die Hirnanhangdrüse nicht das wichtige Hormon Testosteron bilden würde. Ohne Hormone, gäbe es somit kein Leben auf dieser Erde. Leider kann es gerade bei diesem heiklen Thema durch die verschiedensten Ursachen zu Problemen kommen. So kann eine Hormonstörung dafür verantwortlich sein, dass ein Kinderwunsch unerfüllt bleibt.

Wir Menschen erleben von Geburt an, einen wahren Ansturm von Hormonen in unserem Körper. Die Pubertät ist dabei eines der ersten einschneidenden Veränderungen in unserem Leben. In der Pubertät werden wir vom Kind zum Erwachsenen. Dieser Prozess wird von Hormonen gesteuert, ohne diese es nahezu unmöglich wäre, diesen Prozess durchzulaufen. Gerade auch in der Pubertät, machen sich die Schwankungen im Hormonhaushalt, oftmals durch eine schlechte Haut bemerkbar. Mit Bluthochdruck haben in dieser Phase des Erwachsenwerdens die wenigsten zu kämpfen. Sollte Ihr Kind jedoch an Bluthochdruck leiden, sollte diese mögliche Ursache auf jeden Fall beim Arzt angesprochen werden.

Die häufigsten Symptome einer Hormonstörung

Wie bereits oben schon angeschnitten, kommt es bei Hormonstörungen oftmals zu den unterschiedlichsten Symptomen. Angefangen von Problemen mit der Haut, bis hin zu Bluthochdruck, Haarausfall und brüchigen Nägeln – die Palette der möglichen Symptome ist hierbei breit. Doch wie erkennen Sie nun, ob Sie an einer Hormonstörung leiden und ob dies die Ursache für Ihre Problem ist? Wir haben die Antwort darauf!

Fest steht – ein Gang zum Arzt wird Ihnen hierbei nicht erspart bleiben. Denn nur ein guter Arzt auf diesem Gebiet, kann Ihnen eine sichere Antwort auf diese Frage geben. Durch eine kurze Untersuchung kann der Arzt die Situation bereits einschätzen und wird Ihnen in den meisten Fällen etwas Blut abnehmen. Anhand dieses Blutes kann Ihnen Ihr behandelnder Arzt, eine genaue Aufklärung geben. Der Arzt hat nämlich die Möglichkeit, das Blut in ein spezielles Labor zu schicken, woraufhin dort ein Hormonstatus ausgewertet werden kann. In diesem Hormonstatus sind danach alle Hormone inkl. Ihrer Werte aufgelistet, wodurch es dem Arzt in weiterer Folge sehr einfach ist, eine genaue Diagnose stellen zu können. Anhand des Ergebnisses des Hormonstatus wird der Arzt entscheiden, was die beste Lösung für Ihr Problem ist. Achten Sie jedoch darauf, dass Sie Hormone wirklich nur dann einnehmen, wenn dies dringend erforderlich ist. Künstlich zugeführte Hormone, können die ganze Situation im Endeffekt sogar verschlimmern. Mehr dazu erfahren Sie etwas weiter unten in diesem Kapitel.

Bluthochdruck in den Wechseljahren – die Hormone spielen verrückt

Die sogenannte „Midlife-Crisis" beim Mann, ist sehr gut mit den Wechseljahren der Frau vergleichbar. Beide Geschlechter erleben etwa in der Mitte Ihres Lebens eine holprige Zeit, welche mit einem starken Gefühlschaos einhergeht. Die männliche Midlife-Crisis, wird hierbei eher von der Psyche selbst gesteuert und eher weniger von den Hormonen. Ein Mann wird sich seiner Sterblichkeit bewusst und versucht nun auf allen Wegen, den Alterungsprozess zu verhindern. Gerne wird etwas mehr Geld für Mode ausgegeben, die Frisur wird geändert und bei manchen findet sogar ein neues Auto in der Garage Einzug. Dies sind alles Dinge, welche Männer in dieser besagten Zeit eventuell unternehmen, nur um noch jung und fit zu wirken. Bei Frauen sieht diese Sache ein wenig anders aus. Frauen kommen eher seltener in eine psychische Midlife-Crisis. Hier übernimmt eher der Körper die Umstellung zur „reiferen" Frau. Ab einem gewissen Alter – im Durchschnitt 45-50 Jahre -, kommen Frauen in die sogenannten Wechseljahre. Hierbei vollzieht der Körper eine drastische Umwandlung. Diese Umwandlung beginnt damit, dass man sich eher unwohl und ungut fühlt. Oftmals werden diese Phasen mit Hitzewallungen, sowie Kreislaufproblemen durchlebt. Ziel der Wechseljahre ist es letztendlich ja, dass eine Frau Ihre Fruchtbarkeit verliert – eine Schwangerschaft ist danach so gut wie nicht mehr möglich. Dieser Wechsel wurde von der Natur ganz geschickt eingerichtet, denn dadurch wird verhindert, dass wir Menschen nicht in kürzester Zeit, zu viele werden. Außerdem ist es für eine Frau ab einem gewissen Alter auch nicht mehr gesund, wenn diese noch ein Kind bekommen kann. Hier spricht man dann von einer Risikoschwangerschaft.

Sobald der Wechsel erst einmal begonnen hat, haben unsere Hormone in unserem Körper ein wahres Chaos zu bewältigen. Die Wechseljahre sind eine wirklich harte und anstrengende Zeit, da sich in dieser Zeit alles verändert. Oftmals kommt es bei Frauen in den Wechseljahren vor, dass diese an hohem Blutdruck erkranken. Dieser Bluthochdruck ist zwar meist nach den Wechseljahren wieder vorbei, jedoch belastet dieser einen während dem Wechsel sehr. Auch können dadurch folgenschwere Erkrankungen - wie beispielsweise Schlaganfälle etc. entstehen. Wenn Sie an Bluthochdruck während den Wechseljahren leiden, sollten Sie auf jeden Fall mit Ihrem Frauenarzt über eine für Sie geeignete Behandlung sprechen.

Generell sei aber gesagt, dass Ihnen bei Bluthochdruck während den Wechseljahren, alle Tipps aus diesem Ratgeber weiterhelfen werden. Gerade während den Wechseljahren, sollten Sie auf jeden Fall auf eine ausgewogene Ernährung achten. Bewegen Sie sich viel und gönnen Sie sich und Ihrem Körper etwas Ruhe. Versuchen Sie so gut es geht, auf Hormonpräparate – wie beispielsweise die Pille – zu verzichten.

Diese Hormonpräparate verschaffen Ihnen zwar vorübergehende Abhilfe, aber sind für Ihren Körper alles andere als gut. Wenn Sie Ihren Bluthochdruck während den Wechseljahren auf natürliche Art und Weise senken wollen, sollten Sie hin und wieder zu Soja-Produkten greifen. Soja-Produkte sind die optimalen Blutdrucksenker während den Wechseljahren und helfen Ihnen auch noch bei vielen anderen Symptomen, rund um den Wechsel.

Auch in der Homöopathie, finden Sie eine große Auswahl an Präparaten aus der Natur, welche Ihnen bei Ihren Beschwerden helfen werden.

Warum Hormonpräparate im Zusammenhang mit Bluthochdruck nicht zu empfehlen sind

Hormonpräparate – wie beispielsweise die Pille, die Spirale etc. -, sind zwar gute Methoden, um eine ungewollte Schwangerschaft zu verhindern, sind aber nebenbei auch noch mit reichlich Nebenwirkungen in Verbindung zu bringen.

Vorweg sei gesagt – jeder Mensch reagiert natürlich anders auf ein Medikament, jedoch wurden bei Hormonpräparten sehr häufig Nebenwirkungen wie beispielsweise, starke Kopfschmerze, Gewichtszunahme und auch Stimmungsschwankungen bemerkt. Dies ist auch ganz logisch, wenn man sich die Sache einmal genauer ansieht. Wir führen unserem Körper durch solche Präparate Hormone hinzu, welcher dieser eigentlich gar nicht benötigen würde. Unsere Hirnanhangdrüse schafft es im Normalfall von selbst, genügend Hormone herzustellen, damit unsere Körperfunktionen richtig funktionieren. Bei der Pille und allen anderen hormonellen Verhütungsmethoden sieht es so aus, dass wir unserem Körper eine Schwangerschaft vorspielen und dieser daraufhin keinen Eisprung stattfinden lässt. Wir bringen unseren Körper somit komplett durcheinander und beeinträchtigen die Hirnanhangdrüse in ihrer Arbeit.

Gerade während den Wechseljahren raten viele Frauenärzte zur Einnahme von hormonellen Verhütungsmethoden, da diese im Normalfall die Beschwerden des Wechsels mildern. Dies ist jedoch auf keinen Fall zu empfehlen, da dadurch nicht nur Ihre Hormone, sondern auch Ihr Blutdruck, durcheinander kommen kann. Generell sind künstliche Hormone für unsern Körper nicht gesund, weil wir damit in die Natur eingreifen.

Wenn Sie Ihren Bluthochdruck auf natürliche Weise senken wollen, sollten Sie daher eher zu Alternativen aus der Natur greifen, welche Ihrem Körper nicht schaden.

Schlusswort

Blutdruck senken ohne Medikamente – Sie haben es in der Hand

In diesem Ratgeber haben Sie vieles darüber erfahren, wie Sie Ihren Blutdruck ganz natürlich und ohne Medikamente, dauerhaft senken können. Sie haben dabei aber nicht nur das „wie" erfahren, sondern konnten auch noch viele wertvolle Hintergrundinfos in Erfahrung bringen. Unser Job ist hiermit getan – wir haben Ihnen diese Informationen gegeben, nach welchen Sie lange Zeit auf der Suche waren. Jetzt sind Sie an der Reihe etwas zu tun. Sie haben zwar schon einen wertvollen Grundstein gelegt, indem Sie diesen Ratgeber gelesen haben, jedoch müssen nun Sie handeln und das erworbene Wissen in die Tat umsetzen. Es hilft Ihnen leider nichts, wenn Sie diesen Ratgeber lesen, ohne danach diese Tipps zu beherzigen. Keine Sorge – Sie müssen nicht von jetzt auf gleich, alle Tipps aus diesem Ratgeber in die Tat umsetzen – dies würde Sie lediglich überfordern und nicht den gewünschten Erfolg bringen. Setzen Sie sich erst einmal kleine Ziele und nehmen Sie sich den Tipp zu Herzen, welcher Ihnen am meisten zugesagt hat. So können Sie es nämlich Schritt für Schritt schaffen, Ihre Lebensweise umzustellen und Sie werden sehen, dass es Ihnen schon nach kurzer Zeit normal vorkommen wird, gewisse Tätigkeiten in den Alltag zu integrieren.

Absetzen der Medikation – nicht so schnell!

Sie haben ein gutes Gefühl durch unseren Ratgeber und können es gar nicht mehr erwarten, Ihren Blutdruck auf normale Weise zu senken – ganz ohne Medikament? Dies ist schön und freut uns sehr, jedoch dürfen Sie keinesfalls Ihre Medikamente einfach so absetzen, wenn Sie bereits seit längerer Zeit welche einnehmen. Sprechen Sie zuvor auf jeden Fall mit Ihrem behandelnden Arzt über Ihr Vorhaben und informieren Sie diesen genau. Nur Ihr Arzt kann nämlich entscheiden, wie schnell Sie Ihre Medikamente absetzen können. Ein rapides Absetzen Ihrer Medikation kann zu schweren Komplikationen führen – und das sollte nicht das Ziel dieses Ratgebers sein. Wenn es Ihr Ziel ist, so schnell wie möglich Ihre Medikation abzusetzen, sollten Sie dies nicht überstürzt machen und erst einmal eine Kombination versuchen. Nehmen Sie weiterhin Ihre tägliche Medikation ein, beginnen Sie aber gleichzeitig auch schon damit, die Tipps aus diesem Ratgeber zu beherzigen. So überstürzen Sie nichts und können es sogar schaffen, binnen kürzester Zeit die Medikation komplett wegzulassen. Eine Kontrolle durch Ihren behandelnden Arzt ist hierbei aber immer zu raten, da dieser genau einschätzen kann, wie stark Ihr Bluthochdruck ist.

Schlusswort

Ein Leben mit Bluthochdruck ist nicht leicht, da dieser zwar nicht immer zu Beginn Symptome verursacht, jedoch auf lange Zeit hin gesehen, Ihrer Gesundheit sehr stark schaden kann. Schauen Sie bei Bluthochdruck deshalb niemals weg und gehen Sie vorsorglich zu einem Arzt. Dieser kann den Bluthochdruck dann genauer unter die Lupe nehmen und ausfindig machen, welcher Faktor für den hohen Blutdruck verantwortlich ist. Wenn Sie die Tipps aus diesem Ratgeber zu Herzen nehmen und auch wirklich versuchen, diese so gut es geht in die Tat umzusetzen, stehen Ihre Chancen auf ein gesundes und langes Leben ohne Medikation nicht schlecht. Treffen Sie jedoch keine Entscheidungen in diesem Bereich selbst und ziehen Sie immer Ihren behandelnden Arzt zu rate. Wenn Sie dies alles berücksichtigen, steht einem bluthochdruckfreiem Leben, nicht mehr viel im Weg. Auf diesem Wege wünschen wir Ihnen alles Gute und ein gesundes und glückliches Leben.

www.ingramcontent.com/pod-product-compliance
Lightning Source LLC
Chambersburg PA
CBHW061216180526
45170CB00003B/1031